MEDICAL INFORMATICS

医学信息学

罗忠宁 编著

 兰州大学出版社

图书在版编目(CIP)数据

医学信息学 / 罗忠宁编著. —兰州:兰州大学出
版社,2012.2(2018.8 重印)
ISBN 978-7-311-03863-2

Ⅰ.①医… Ⅱ.①罗… Ⅲ.①医学:信息学 Ⅳ.
①R-05

中国版本图书馆 CIP 数据核字(2012)第 017807 号

责任编辑　佟玉梅　徐　瑞
封面设计　管军伟

书　　名	医学信息学
作　　者	罗忠宁　编著
出版发行	兰州大学出版社　(地址:兰州市天水南路 222 号　730000)
电　　话	0931-8912613(总编办公室)　0931-8617156(营销中心)
	0931-8914298(读者服务部)
网　　址	http://press.lzu.edu.cn
电子信箱	press@lzu.edu.cn
印　　刷	北京虎彩文化传播有限公司
开　　本	710 mm×1020 mm　1/16
印　　张	14.5
字　　数	269 千
版　　次	2012 年 2 月第 1 版
印　　次	2018 年 8 月第 3 次印刷
书　　号	ISBN 978-7-311-03863-2
定　　价	22.80 元

(图书若有破损、缺页、掉页可随时与本社联系)

前　言

　　21世纪被人类誉为信息化时代，信息科学正在深刻地改变着我们的工作、学习和生活。现代信息科学、计算机科学与临床医学、现代医院管理学、医学情报学等多种学科相融合而产生了一门新兴交叉科学——医学信息学。医学信息学是研究生物医学信息、数据与知识的存储、检索及有效利用，以便在卫生管理、临床控制和知识分析过程中做出决策和解决问题的科学。医学信息学为医学的发展提供了一种传统科学无法实现和跨越的全新方法，对现有疾病的诊断、治疗和管理模式将产生革命性的变革。如何应对现代信息技术及全球数字化给医疗卫生带来的挑战和机遇，是每一位医务工作者、医学教育者和医科学生必然要面对和思考的问题。因此，介绍医学信息学的新理论和新方法是时代赋予的责任，也是我们编撰本书的目的。

　　本书由十二章构成：第一章对信息、数据、知识三者之间的关系以及医学信息、医学信息学的概念进行了阐述，并对国际著名的医学信息标准、常用医学信息检索方法及各类医学信息系统进行了介绍；第二章阐述了医院信息系统的范畴、结构、功能以及开发方法；第三章介绍了护理信息学的研究内容，护理信息系统的产生、发展以及护理信息系统的组织结构与功能；第四章介绍了电子病历的发展阶段，电子病历的信息内容、实现方法及使用注意事项；第五章介绍了常用医学图像的种类，医学数字图像通信标准的主要内容及医学图像存储与传输系统的发展、组成、功能与应用；第六章阐述了实验室信息系统的发展阶段、主要功能与关键技术；第七章阐述了远程医学的内涵、发展阶段，远程医学系统的组成、功能及远程医学的应用领域；第八章介绍了决策支持系统与医学的关系以及临床决策支持系统的功能、特点、应用与发展；第九章阐述了公共卫生服务的基本内容，电子健康档案、疾病监测信息系统、卫生监督信息系统的基本组成与信息管理特点；第十章在分析社区卫生服务内涵的基础上,对社区卫生服务的信息化需求,社区卫生信息系统的建设目标、组织结构与功能进行了重点介绍;第十一章介绍了我国医疗保险的性质、医疗保险对卫生领域信息化建设的重要性以及医疗保险信息系统的基本结构与功能;第十二章阐述了医学知识管理的内容、意义、实施策略及信息技术在医学知识管理中的应用。

本书适用对象为医疗、卫生、护理、管理等本专科专业的学生,广大医务工作者及从事医疗卫生工作的研究人员。

由于医学信息学是一门新兴学科,前鉴资料较少,加之作者水平有限,书中难免存在纰漏,希望读者批评指正。

作 者

2011年10月

目　　录

第一章　医学信息基础

医学信息学(medical informatics)是一门认识、利用以及把全部医学信息过程作为处理对象的新兴医学软科学。它是在研究生物医学信息、数据与知识的存储、检索及有效利用,以便在卫生管理、临床控制和知识分析过程中作出决策和解决问题的科学,是计算机和信息科学在医学和生命科学领域中应用的一门新兴学科,是现代医学研究和医疗保健不可缺少的重要组成部分。

医学信息学的发展,一方面推动着医学的发展,成为有利于医学研究和医疗卫生管理的技术手段;另一方面对医学工作者也是新的挑战。当前,医学信息学研究正飞速发展,各种专业研究机构和公司如雨后春笋般涌现,医疗卫生机构内部的医学信息学研究部门与日俱增,医学信息学已成为现代和未来生物医学发展的基石。

第一节　信息、数据与知识

现代科学研究表明,信息、物质和能源是人类社会的三大基础性资源,物质是人类社会发展的基础,能源为社会发展提供能量和动力,而信息为社会发展提供知识和决策。随着社会的发展和科学技术的进步,人类对信息的认识和利用日趋深入和广泛,信息资源的地位与作用日益凸显,信息已成为社会发展中的一个主导因素,是客观世界不可或缺的重要资源。

一、信息

(一)信息的含义

"信息"一词由来已久,国内最早见于陈寿(公元233—297)编写的《三国志》中"正数欲来,信息甚大"的记载。在西方,"信息"一词来源于拉丁文"informatio",具有解释、陈述之意,最早见于经济学家维布伦(Veblen)1919年出版的《资本的性质》一书,随后还有各种不同的对信息含义的描述,但被学术界公认的,当推信息论的创始人香农(C. E. Shannon)于1948年在《通信的数学理论》中首次提出的经典定义——"信息是用来消除不确定性的东西"。随着社会的不断进步与发展,各学科间的相互联系、相互渗透,使得信息理论在20世纪中后期得到了空前的发展。由于其涉及的学科非常广泛,所以信息在不同的学科范畴中有不同的含义和特征。例如:通信学家认为,信息是不确定性的描述;数学家认为,信息是概率论的发展;哲学家认为,信息是认识论的一部分;管理学家认为,信息是提高决策的有效数据等。目前,有关信息的定义已逾百种,之所以有这么多对信息概念的不同解释,与不同的社会发展时期、不同的约束条件有关。

如果不考虑各种约束条件,从概念上来讲信息一般划分为本体论信息和认识论信息两种。从本体论意义上讲,信息是事物存在的方式和运动状态的表现形式,这是最普遍、最广义的信息概念。这里的"事物"泛指存在于人类社会、思维活动和自然界中一切可能的对象。"存在方式"指事物的内部结构和外部联系。"运动状态"则是指事物在时间和空间上变化所展示的特征、态势和规律。从认识论意义上理解,信息是认识主体所感知或表述的事物存在的方式和运动状态。主体所感知的是外部世界向主体输入的信息,主体所表述的则是主体向外部世界输出的信息。在本体论层次上,信息的存在不以主体的存在为前提,即使根本不存在主体,信息也仍然存在。在认识论层次上则不同,没有主体,就不能认识信息,也就没有认识论层次上的信息。

(二)信息的特征

1. 信息的客观性

信息是宇宙间的普遍现象,是一种不以人的意志为转移的客观存在,与物质、能量"三位一体",共同构成了事物的三个基本方面。

2. 信息的相对性

一方面,对于同一事物,不同的观察者获得的信息量是不同的;另一方面,不同的用户对信息的认识和需求也是不同的。因此,对信息系统的开发既要考虑共性的应用,也要考虑个性化的需求。

3. 信息的传载性

信息本身只是一些抽象符号,如果不借助于媒介载体,人们对于信息是看不见、摸不着的。一方面,信息的传递必须借助于语言、文字、图像、胶片、磁盘、声波、电波、光波等物质形式的承载媒介才能表现出来,才能被人们所接受,并按照既定目标进行处理和存贮;另一方面,信息借助媒介的传递又是不受时间和空间限制的,这意味着人们能够突破时间和空间的界限,对不同地域、不同时间的信息加以选择,增加利用信息的可能性。

4. 信息的变换性

信息是可以变换的,它可以由不同的载体和不同的方法来载荷。信息的变换性可以根据不同用户的不同需求，采用不同的信息表现方式和方法来加工处理。例如，可以采用数据二维表的方式表示，也可以采用折线图等直观方式来表示。

5. 信息的不灭性

不灭性是信息最特殊的一点，即信息并不会因为被使用而消失。信息是可以被广泛使用、多重使用的，这也导致其传播的广泛性。当然信息的载体可能在使用中被磨损而逐渐失效，但信息本身并不因此而消失，它可以被大量复制、长期保存、重复使用。

6. 信息的知识性

信息具有知识的属性，但信息并不等于知识。信息只有经过人类的智力加工，去粗取精、去伪存真，才得以成为人类公认的知识；反之，知识也不等于信息，它只有通过传递才能转化为信息。

7. 信息的时效性

信息是对事物存在方式和运动状态的反映，如果不能反映事物的最新变化状态，它的效用就会降低，即信息一经生成，其反映的内容越新，它的价值越大；时间延长，价值随之减小，一旦信息的内容被人们了解了，价值就消失了。信息使用价值还取决于使用者的需求及其对信息的理解、认识和利用的能力。例如，天气预报信息就必须保证提前获知，才会产生社会的和经济的价值。

8. 信息的共享性

信息作为一种资源，不同个体或群体在同一时间或不同时间可以共同享用。这是信息与物质的显著区别。信息交流与实物交流有本质的区别：实物交流，一方有所得，必使另一方有所失；而信息交流不会因一方拥有而使另一方失去拥有的可能，也不会因使用次数的累加而损耗信息的内容。信息可共享的特点，使信息资源能够发挥最大的效用。

9. 信息的可转化性

信息在一定的条件下可以转化为物质、能力、时间或其他形式，其中最主要的条件是信息被人们合理而有效地利用，产生知识的积累，才能转化成为知识经济。

(三)信息的类型

信息广泛地存在于自然界和人类社会，种类繁多，根据不同的划分标准可分为不同的类型。

1. 按时间划分

信息可分为历史信息和未来信息。历史信息是已知的信息。在认识事物时，有了历史信息，就可能预测未来。如果对历史信息进行科学的分析，就可以预测事物的发展趋势。未来信息是指能够在一定程度上表现事物未来发展趋势的信息，是制订规划不可或缺的预测性信息。对未来的猜想不是预测性信息，预测性信息必须建立在科学分析、科学预见的基础上。

2. 按内容划分

信息可分为社会信息、自然信息、机器信息。社会信息是指反映人类社会活动的信息，包括政治、经济、文化、军事、科技等方面的内容。人类依靠社会信息，认识和掌握事物的发展变化规律，达到认识世界改造世界的目的。社会信息可分为政务信息、经济信息、科技信息、文化教育信息和军事信息等。自然信息是自然界事物的特征、变化及事物之间内在联系的反映，是客观事物自身规律的反映和表现形式。机器信息是指各种机械运动属性和相互联系的反映。

3. 按信息产生的先后和加工与否划分

信息可分为原始信息和加工信息。原始信息即通常讲的"第一手材料"，这是最全面、最基本、量最大的信息资料，是信息工作的基础。对原始信息进行不同程度的加工处理，就可成为适应不同对象、不同层次需要的加工信息。

4. 按行业划分

信息可分为工业信息、农业信息、商业信息、金融信息、军事信息等。

5. 按性质划分

信息可分为定性信息和定量信息。定性信息主要反映事物的性质，定量信息主要反映事物的数量关系。定性信息和定量信息都是信息构成必不可少的因素。

二、数据

(一)数据的定义

数据(data)是经过有意义的组合来真实地描述客观事物的本质而用的各种符号的集合。

数据定义包含有两个方面的内容：一方面是各种描述客观事物的本质用的符号集合，如姓名、年龄、性别、身高、血压、脉搏、视力、听力等；另一方面是数据的载体，如用来记录的纸张、磁盘、光盘等。数据只有经过媒体加载后才能继续存取、加工、传输和处理。数据的表示方式不同，其处理方式也就不同。

(二)医学数据及其类型

医学数据则是与医疗活动有关的数据集合。

1.根据医学数据的表现形式进行分类

(1)叙述(narrative)：由医师记录的内容，如主诉、现病史等。

(2)测量数值(numerical measurements)：如血压、体温、化验值等。

(3)编码数据(coded data)：对医学活动中的概念、事物经过编码之后得到的数据，如利用疾病分类法给疾病标上分类号，以方便统计各种疾病的发生情况。

(4)文本数据(textual data)：某些以文本形式报告的结果，如病理回报单、放射线回报单等。

(5)记录的信号(recorded signals):对机器自动产生的信号记录后的数据,如心电图、脑电图等。

(6)图像(picture):如X线图像、超声波图像等。

2. 根据医学数据的分布类型进行分类

(1)计量资料:对每个观察对象的观察指标用定量的方法测定该指标的数值大小所得的资料。一般用度量衡单位表示,如身高、体重、浓度等。

(2)计数资料:先将观察对象的观察指标按性质或者类别进行分组,然后计数各组该观察指标的数目所得的资料,如人群的血型分布。

(3)等级分组资料:这种资料具有计数资料的性质,同时又兼有半定量的性质,如尿糖化验结果的加号,疾病的严重程度等。

三、知识

知识(knowledge)是人们对客观存在的属性或反映的认识,是人脑活动的产物,它在学习交流中会发生裂变、聚变,从而创造出新的知识。因而,知识具有个性化、创造性、动态性、不易复制和转让等特点。

(一)知识的分类

1. 按属性分类

知识按其属性可分为显性知识和隐性知识。

(1)显性知识(explicit knowledge):能用文字或数字等形式表达出来,可以交流和共享的知识。显性知识是有形的、可视的,给人以经验直觉的知识存在形态,如以文字、图像、符号、声音等形式存在于书籍、磁盘、光盘或其他形式数据库中的知识。其主要特点是具有客观性、物质性、可编码性。

(2)隐性知识(tacit knowledge):存在于人的大脑、工作程序或某种情景中的不能给人以经验直觉的知识。隐性知识是高度个性化而且难于格式化的知识,即拥有者不易表达、利用者不易获取的一类知识。如主观的理解、直觉、预感等都属于这一类知识。其与显性知识的区别表现在非客观化、非物质化和无序化。

2. 按实际操作的角度分类

从实际操作的角度,可将知识分为四大类。

(1)知道是什么的知识(know-what),主要是指叙述事实方面的知识。

(2)知道为什么的知识(know-why),主要是指自然原理和规律方面的知识。

(3)知道怎么做的知识(know-how),主要是指对某些事物的技能和能力。

(4)知道是谁的知识(know-who),涉及谁知道和谁知道如何做某些事的知识。

（二）知识概念的描述

当前,国际上通常依据知识与信息之间的关系,对知识的概念进行下述层级式描述。

第1层:事实(fact),在一种真理价值观下得到的观察资料(数据);关联(context),关于事实的内在联系。

第2层:信息(information),关联中的事实;推理(inference),运用思考、理解能力的过程。

第3层:智力(intelligence),对信息进行推理;确证(certitude),将证据的真实信念转变为知识。

第4层:知识(knowledge),对智力的确证;综合(synthesis),各种不同类型的知识的合成。

第5层:智慧(wisdom),综合了的知识。

四、数据、信息和知识的联系与区别

人们在研究"信息"时,往往离不开"数据"和"知识"这两个概念。数据是散在的、无关的或按一定规律排列组合的事实、数字或符号,是潜在的信息。信息则是记录数据的内容。对于同一信息,其数据表现形式可以多种多样。例如,你可以打电话告诉某人某件事(利用语言符号),也可以写信告诉某人同一件事(利用文字符号),或者干脆画一幅图(利用图像符号)。而知识是与用户的能力和经验相结合并用于解决问题或产生新知识的信息。由此我们可以说,数据是信息的原料,而信息则是知识的原料。

第二节　医学信息

一、医学信息

（一）医学信息的概念

医学是研究人体的结构与功能,研究疾病的病因、发生、发展、分布、转归及各种疾病间相互关系的规律和原理,以诊断、治疗、预防、控制疾病、维护、康复和增强人类个体和群体身心健康的科学。医学的服务对象是人和人群组成的社会。医学发展源远流长,是医学信息不断产生的源泉。医学信息是指以医学、医疗卫生和公众健康或药学、药物为信息内容和应用领域的各种信息,是一切与生命健康科学有关的情况,它来源于人类对生命科学的研究、发明和理论创建等。医学信息是信息的一部分,是面向医学领域的专门化的、有针对性的一类信息。

医学信息涉及的学科有基础学科、临床学科、预防医学与公共卫生、临床专科与辅助学科。

1.基础学科

解剖学、组织胚胎学、生物化学、遗传学、细胞及分子生物学、免疫学、微生物学、病理生理学、药理学、寄生虫学和神经生物学等。

2.临床学科

(1)内科:肾脏病学、心血管病学、感染与传染病学、老年病学、呼吸病学、内分泌病学、免疫与风湿病学、血液病学、神经病学、消化病学和儿科学等。

(2)外科:普通外科学、整形外科学、创伤及骨科学、眼科学、烧伤外科学、胃肠外科学、妇产科学、胸外科学、心脏外科学、麻醉学、耳鼻喉科学和移植学等。

3.预防医学与公共卫生

预防医学、营养与食品卫生学、毒理学等。

4.临床专科与辅助学科

中医学、皮肤病学、治疗学、急诊医学、肿瘤学、口腔医学、诊断学、护理学等。

(二)医学信息的类型

医学信息包括两种基本的类型,即病人信息和知识信息。

1.病人信息

信息来自于病人治疗,如数值、文本、图像。

2.知识信息

有关于医疗保健的科学文献,即以研究和实践为基础的科学知识记录。

(三)医学信息的作用

随着社会经济的不断发展,信息的地位也在不断地上升,究其原因是信息已经渗透到了社会、经济的方方面面,其作用也日益重要,根据医学信息在社会经济活动中利用的过程和发挥作用的特点,医学信息的主要作用表现为以下几个方面。

1. 医学信息的管理与协调作用

医学信息的管理与协调作用主要表现为协调和控制医疗单位的五种基本资源以实现其目标。这五种资源包括人、财、物、设备和管理方法(所谓的"5M"),它们都是通过有关这些资源的信息(如记录在图纸、账单、订货单、统计表上的数据)来协调和控制的。医学信息的管理与协调功能在企业活动中的作用主要体现在以下几点:

(1)传递整个医疗行业的运行目的,有效管理医疗系统的"5M"资源。

(2)调节和控制医疗系统的物质流与能源流的数量、方向和速度。

(3)传递外界对医疗系统的作用,保持医疗系统的内部环境稳定。

2. 医学信息对医疗决策活动的支撑作用

决策是人类最基本、最普遍的活动。信息的这种功能广泛作用于人类决策活动的各个环节,并优化其决策行为,实现预期目标。信息在人类的决策活动中还发挥着预见性功能。信息是人类认识未来环境的依据,是人类适应未来环境的手段,是通向未来的桥梁。人类的决策活动实际上就是处在不断利用信息并对未来进行预测。因此,充分利用医学信息,可以帮助医疗系统的决策者进行医疗决策活动。

3. 医学信息对研究与开发的活化作用

医学信息的这种功能实际上是医学信息科学功能的具体体现,即在人类进行医学科学研究和技术创新活动中,医学信息具有活化知识、生产新知识的功能,与其他的技术开发一样,医学科学研究的技术开发,是在前人已经取得相应成果的基础上进行的,因此,在人类从事医学科学研究和技术开发的各个阶段,都需要获取和利用相关医学信息,掌握方向、开阔视野、启迪思维,生产出新产品。

二、医学信息学

(一)医学信息学的基本概念

医学信息学(medical informatics)的定义最早是在1977年东京召开的第三次国际医学信息学大会(MEDINFO)上出现的,当时为医学信息学下的定义是:"医学信息学是计算机技术在医学各领域中的应用——医疗保健、医学教育和医学科研"。美国测验与材料协会建立的医学信息学分委员会于1985年提出,并将医学信息学定义为:"在卫生保健和医学研究、教育、实践各领域中的计算机和信息科学、工程和技术"。20世纪80年代以来,信息技术、生命科学相关学科的迅速发展推动了医学信息学的发展,人们对什么是医学信息学有了更多的共识。医学信息学是一门以医学信息为主要研究对象,以医学信息的运动规律及应用方法为主要研究内容,以现代计算机为主要工具,以解决医药工作人员在处理医学信息过程中的各种问题为主要研究目标的新兴学科,是一门介于医学、计算机科学与信息学之间的交叉学科。医学信息学研究对象的特点在于不确定性、难于度量以及复杂成分之间复杂的相互作用。

医学信息学随着计算机技术的兴起而发展,在半个多世纪的发展中渗透到医疗领域的方方面面,如电子病历、生物信号分析、医学图像处理、临床支持系统、医学决策系统、医院信息管理系统、卫生信息资源等。医学信息学为提高医疗效果、效率、效力并降低医疗支出,合理配置医疗资源作出了杰出的贡献。在西方发达国家,医学信息学作为一个独立的学科在医学教育、医疗实践以及医学研究中扮演着越来越重要的角色。相对而言,医学生物信息学是医学与生物信息学两者的融合,即医学生物信息学(biomedical informatics)。这个新出现的领域将着重于生物信息学在临床实践中的运用,这也将是21世纪医学发展的新趋势。

（二）医学信息学的研究范畴

由于医学信息学可看做是信息学向医学渗透的产物,医学信息系统既涉及人复杂的生命系统,又涉及计算机通信网络系统,在这些系统中,信息的产生、获取、加工、存储、使用等是十分复杂的。因此,医学信息学的研究范畴主要包括:

（1）医学信息的采集、加工、传输、存储、分析和利用。就中文医学信息而言,主要包括汉字信息处理和汉语信息处理,前者涉及编码问题,后者涉及词法(包括词的切分)、句法、语义、语境的处理等。

（2）计算机和网络技术。它包括计算机软硬件和应用系统,因特网协议标准、局域网和互联网、网络管理和网络安全技术等。

（3）信号处理和医学成像技术。它包括随机信号的提取、分析、变换、滤波、检测、估计与识别,数字图像的采集、存储、检索、表达和像素关系,图像变换、图像增强、恢复、重建,图像分类、切割以及分子影像成像技术。

（4）人工智能包括搜索技术、知识表示和推断,机器学习(判别分析、特点抽取、错误估计、聚类分析)等。

（5）医学决策分析方法包括决策树、对策论、敏感性分析等。

（6）数据安全首先是在计算机网络环境中保持数据的机密性、完整性和正确性的问题。数据安全中心的密码技术是关键(包括密码算法、密钥管理、数字签名、身份认证、安全协议等)。

第三节 医学信息分类与编码

一、分类

分类(class)是指将某一领域内的概念和原理有序化,分类的准则取决于应用目的。

分类法是指为了某一目的,依据某一原理,采取一种分类准则,将依从这一准则的、具有共同属性和特征的信息归并在一起,并依从这一准则有序地排列。因此,分类法包含了某一领域的有序概念集。具体分类步骤是首先确定"轴心",然后依据特性中包含的属性关系再分"类目"、"亚目"、"细目"。每个"类目"、"亚目"、"细目"之间的关系既是平行的,又是依次从属的。

二、编码

编码(coding)是指定一个对象或事物的类别(如多轴分类)或者类别集合的过程。类别通常是用代码来表示的,即将一个表示对象或事物信息的某种符号体系(如文字)转换成便于人或计算机识别和处理的另一种符号体系(代码)的过程。

三、分类与编码的原则

分类和编码时应遵循的原则有科学性、标准化、准确性、唯一性、冗余性、结构化、实用性和易操作性。

1. 科学性

分类要以先进的医学科学水平为基准,其目的要有科学依据,其轴心要体现对象的本质特性,编码也要有科学意义。

2. 标准化

分类和编码原则上应直接引用已有的国际标准、国家标准、部颁标准和行业标准,以确保所有标准的准确性和可靠性,且有利于信息交流与共享。若无现行标准,应根据国际及国家有关标准的法规慎重研究制定。

3. 准确性

分类的类目应独立明确,相互排斥、相互包括。类目下的亚目应从属关系清楚、层次分明,代码也应确切有序,不要随意空码、跳码。

4. 唯一性

确定统一的代码元素集,严格做到一码一义,避免一码多义或一义重码,使整个分类编码系统井然有序、精确无误。

5. 冗余性

冗余性(redundancy)是指一个分类编码系统除了应包括现有的所有对象及信息外,还应预留一定的空项,以容纳学科发展出现的新信息。预留的空项必须依据分类编码原理和内在属性关系,新的信息将参照自身属性及与原有信息的属性关系填充到相应的预留空项中,而不是简单地堆放在原系统内。

6. 结构化

代码与对象的特性以及信息的内涵应有结构化的对应关系,代码的不同位置标识了对象的特性以及它与周围的层次关系。

7. 实用性

分类和编码都要有实用价值,符合实际需要,既不能过于简单而失去准确性,也不能过于烦琐而难于应用。

8. 易操作性

分类和编码应力求简单明了、易于学习掌握,同时也要便于计算机输入。

四、医学信息分类与编码的方法

每一个系统的开发都必须对所包含的信息进行数据准备,即利用分类、编码的方法编撰各类数据字典。例如,药品字典、诊疗项目收费字典、科室编制字典等。

(一)分类方法

分类方法就是把事物按规律系统化,要达到系统化必须设立系统结构。它是一种归纳概括的方法,并以应用为目的按其属性进行分类。分类是信息编码的基础。例如,药品的分类,其目的是为了便于医生查找药物,按药物的作用原理分为"抗生素类"、"心血管类"、"呼吸类"等,然后在类目下再分若干亚目。

分类学(taxonomy)是分类方法的理论研究,它包括分类的基本原则、步骤和规则。

(二)编码方法

编码方法就是按编码的原则,对某一事物或对象进行编码的过程。

1. 常用编码方法

(1)数字编码(number codes):将一个未用过的数字给予一个新类别,编定此种类别的数字只能用在特定的类别。数字编码常用于病历号的编码。

(2)助记编码(mnemonics codes):由一个或多个和类别有关的字符组成,可以帮助使用者记住编码。助记编码通常用于有限项目的类别。例如,ENT指耳鼻喉科、CAR指心脏科、OB-GYN指妇产科。

(3)阶层编码(hierarchical codes):对每个附加层次的细节进行延伸。阶层编码在相关细节的层次和在相关的母阶层产生信息。例如,ICD-10。

(4)并排码(juxtaposition codes):是由区段所组成的合成码,每个区段提供相关类别的特征。例如,ICPC(international classification primary care)分类系统中,"N"表示神经系统疾病。

(5)组合码(combination codes):根据排序原则将不同的类别进行编码,并组合成一个编码的分类系统。例如,供应室的器械包分类。

(6)加值码(value addition codes):利用二进制法来加总代表不同的分类码。例如,2^0=抽烟,2^1=过胖,2^2=高胆固醇,3=抽烟且过胖但胆固醇值不增加。

2. 编码时需注意的问题

(1)代码的位数。确定代码位数时应充分考虑某一类别现有的,特别是将来可能扩展的最多数量。

(2)代码的符号。符号应力求简洁,易于理解、记忆。例如,西药字典中的类目可采用英文字母A至Z来表示,因为类目小于26种,取其类目英文名词的首字母只需1位,且易于理解、记忆;亚目、细目均采用两位的十进制数字码1~99,因为在同一分类中,数量可能大于9个而小于99个。

(3)分类术语与临床表达语言的差异。如何解决分类系统中的术语与临床各科使用的临床表达语言的差异问题,是编码时需要考虑的主要问题之一。

五、疾病分类法概述

疾病分类法(疾病分类学)是根据人体的内在联系和疾病表现之间的信息特点来归类的方法。将不同疾病名称加以整理,按所设的分组标准要求,分门别类地依次排列成序,以便为各种目的使用。在疾病分类方法中,首先要确立分类标准,即以怎样的分类轴心作为基准去归类信息。常见的轴心有以下几种。

1. 解剖部位

人体患病部位显示于身体的某一部位,例如:伤寒、中毒等可侵犯全身,属于整体部位;外伤则多限于局部,单发或多发。按照临床的分类习惯,当然可以有皮肤、呼吸系统、消化(胃肠)系统、循环(心血管)系统、泌尿生殖系统等疾病信息,可以按照发病的解剖部位轴心来归属分类。这是疾病分类法中最简单易行的,但是只靠解剖部位这一个轴心是表达不了各种不同病原体或病理改变在人体内所致的病态,所以必须还要有其他的轴心。

2. 发病原因

多方面的原因使人患病,例如:传染病、寄生虫病都是由于人体受到病原体或寄生虫的侵犯而发病;遗传性疾病则由于遗传基因异常或酶结构异常所致;药物、毒物可以引起中毒;过敏和免疫机能异常可致许多特殊的病态;内分泌系统病、血液病、肿瘤等致病原因不明确;还有许多情况虽然有特定的临床表现,但病因尚不明了,而命名之"综合征";甚至还有些情况只知为一种临床表现而以症状代替诊断。因此,只靠"病因"这一个轴心也难以把所有的疾病信息进行完整的分类。

3. 组织病理改变

在许多情况下,人们只知道组织发生异常变化而不知其原因,只得以组织病理改变来分类,例如肿瘤、白血病等只能按照组织的病理改变来归属。

4. 机能障碍

各种机能失调、增强、减弱、代谢异常等,也可作为一种辅助的分类项目。

5. 其他参与因素

性别、年龄、职业、籍贯、手术操作造成的损害、天灾人祸、社会因素等,均可作为疾病分类中的某种标准。

6. 症状分类

对无法明确诊断的疾病可以按症状来分类。

在疾病分类中,通常采用以"解剖—病因"为主轴,附以其他条件、性质、因素等辅助的分类方法。疾病分类时,首先是要将诊断名称统一化、规范化。要使疾病分类合理、实用,必须对疾病名称进行科学的定义,并让学术界达成共识,同时可参照世界卫生组织的国际疾病名称(international nomenclature diseases,IND)。按照疾病分类要求制定的疾病分类法,通常为一个编码设置一组疾病。它不是简单地把同义词放在一起,而是将各种疾病的特征与信息分类的轴心对应,用以区别各个疾病组,并用有限的类目编码来标识各组的情况。

六、疾病分类与编码要求

分类通常包含两层意思:设计一种分类方法的过程及通过分类法将术语中的概念标记为代码或将术语中的对象进行编码。疾病分类与编码紧密相连,对疾病分类与编码的基本要求主要表现为以下几个方面。

1. 编码排序

以数字或字母、音符、笔画、部首等编码再注以编码排列,使之顺序明确、易寻找、易归类。

2. 易于统一

同一名称或其同义词可标一个码,也可以一组名称归属于一个码,应视具体需要而定。统一的编码可解决临床疾病名称书写不规范的缺点。

3. 易于传播

在进行交流、统计制表时,只要使用既定的编码,均可一目了然,省去烦琐的疾病名称。

4. 易于查找、合理易记

正如图书、索引、资料等一样易于查询,按信息编码可以迅速找到所需要的文件、图书,使编码合理易记。

5. 便于计算机处理

用计算机进行病历首页或疾病分类处理时,利用统一的编码系统可以取得一致、迅速、准确的结果。

编码主要为数字编码,也可用字母与数字相混的编码结构。设立编码系统可以是无意义的排序、分段方式,也可以是有意义的层次、阶段方式。编码系统一旦确定,不宜经常改动,并应备有充分的容量为将来扩展留有余地。

第四节　医学信息标准化

一、标准

标准(standard)是指获得一致同意的,并由公认权威机构认可的文件。这个权威机构负责为公共和常用事物的活动及结果制定和提供规则、指导原则,其宗旨是使应用该标准的环境达到最佳的有序状态。

按照不同的划分原则,可将标准分为不同的类型:

1. 根据标准的适用范围划分

标准分为国际标准、地区标准、国家标准、地方标准、部门标准和企业标准。

(1)国际标准是由国际标准化组织(ISO)、国际电工委员会(ICE)等国际组织制定、颁布的标准,适用于世界上所有国家的有关领域的单位与个人使用。

(2)地区标准是为了地区利益而制定并被地区组织所采用的标准,例如由欧洲标准化协调委员会(CEN)所建立的欧洲标准(EN)。

(3)国家标准是各国为了实现本国范围内的技术统一制定的,并为本国国家标准化机构正式批准的标准。例如中国国家标准(GB)、日本国家标准(JIS)等。

(4)地方标准是指在一些联邦制国家中,为地方的需要而制定的和批准的标准。例如前苏联各加盟共和国标准。

(5)部门标准是针对国内各个行业部门的需要而制定的标准,例如卫生部、农业部等制定的行业标准。

(6)企业标准是一些企业根据生产、销售等的需要制定的单位标准,只限定在企业内部统一使用。

2. 根据标准的主题划分

标准分为基础标准、产品标准、方法标准。

(1)基础标准是技术活动中最基本的、具有广泛指导意义的标准。如名词术语的定义、概念、确定规则、度量单位、转换数值等。

(2)产品标准是为某一类产品的形式、性能、质量指标、使用及维修等方面所制定的标准。它是提高产品质量,实现产品标准化、系列化、通用化,提高生产效益的重要保证。

(3)方法标准是指所有通用性的加工方法、工艺程序及各种操作和测量规程的技术标准。

3. 根据标准履行的职责划分

标准分为强制性标准、推荐使用标准。

（1）强制性标准是指一经批准发布，各有关单位都必须严格贯彻执行的标准。国家标准大多都是此类标准。

（2）推荐使用标准是标准化机构根据事物的多样性、复杂性而制定公布后的标准，其使用标准推荐给有关单位参照实行、暂行，不具有强制性，它可为将来的进一步规范化打下基础。

二、标准化

标准化(standardization)是指针对现存或潜在的问题，为公共的和常用的事物做出某些规定的活动，旨在使该标准化后的环境达到最佳的有序状态。因此标准化是为了有关方面的利益，特别是为了最佳经济效果，在有关方面的协助下进行有序活动，制定实施各项规则的过程。

在标准化工作中，应当遵循以下的基本原理。

1. 简化原理

简化是针对具有同种功能的标准化对象而言的，是对标准化对象发展的一种限定。当其多样性的发展规模超出了必要的范围时，即应消除其中多余的、可替换的和低功能的环节，保持其构成的精练、合理，使总体功能最佳。

2. 统一原理

统一原理是指标准化对象中的某些事物的某些方面或某一方面在其发展过程中具有的一致性，是把同一事物的两种以上的表现形态归并为一种或限定在一个范围内的标准化形式。统一可以使人们对抽象的事物有共同的认识，对各种工作采取一致的做法，便于建立广泛的秩序。正确选择统一对象，确定合适的统一时机和统一的范围是统一化的前提。

统一和简化的概念是有区别的。两者所针对的对象不完全相同，且两者所强调的重点也不一样。统一所强调的重点是一致性，简化所强调的重点则侧重于精练、合理。但其效果却是一致的，即秩序和效益。

3. 协调原理

协调原理是针对标准系统的，它以系统的观点处理标准内部和标准之间的关系。我们可以把每一个具体的标准看做是一个系统，构成标准的各个部分可以看做是功能单元。每一个标准又与另外的一些标准密切相关，进而形成更大的系统。一定的系统具备一定的功能。标准系统的功能取决于各子系统的功能以及各子系统之间相互适应的程度。为了达到整体系统功能最佳，必须对各子系统进行协调，人为地加以干预，使系统中各组成部分或各相关因素之间建立起合理的秩序或相对平衡的关系，这就是协调原理的实质。协调是标准化活动的一项基本任务，是标准化活动中经常的、大量的工作。

4. 最优化原理

最优化原理是指按照特定的目标,在一定的限制条件下,对标准系统的构成因素及其关系进行选择、设计或调整,使之达到最理想效果。标准化的最终目标是"取得国民经济的最佳效果"。标准化活动的结果是否符合这个总目标,要加以衡量和比较。最优化原理就是适应这种需要,并且用以指导标准化活动,以便达到总目标。应用最优化原理,要求在标准化活动中始终贯穿着"最优"思想。最优化原理要求达到最优,特别是达到总体最优,要实现这一点,就必须运用先进的技术手段,要运用数学方法和计算机技术,从众多的可行方案中选出最优方案。

标准化的原理是从标准化实践过程中总结出来的,是对标准化活动过程的规律性的认识。它既是客观存在的法则,又是指导标准化实践的理论依据。从标准和标准化概念及其特征的论述中可以看出,我们可以把标准化的基本原理概括为八个字:简化、统一、协调、优化。

三、医学信息标准与医学信息标准化

(一)医学信息标准

医学信息标准(medical information standard)是指在医学事物处理过程中,对其信息采集、传输、交换和利用时所采用的统一的规则、概念、名词、术语、代码和技术。

广义的医学信息标准包括:处理医学信息的各种标准,如信息技术标准、信息安全标准、信息流程标准、硬件(介质)的参数标准、接口标准、管理标准等。

狭义的医学信息标准即医学信息表达的标准,如医学信息概念、名词、术语、代码等标准。

根据医学信息标准的功能与用途,可以将医学信息标准分为以下三大类别:

1. 框架标准(framework standard)

信息框架就是将信息的不同成分进行有序排列。国家级医学信息的框架标准是医学信息的重要基础框架,其他医学信息框架则是领域框架。它主要包括:战略方向、原则、结构、域、承接关系模型、概念模型、主题域、类、属性、关系与数据类型等。国家级医学信息的框架标准是在国家级层面上,将所有需要收集、存储和发布的医学信息,在概念上分解为具有清楚隶属关系的"条块"结构。

2. 基础标准(fundamental standard)

基础标准是实现功能互通性的特定标准,如交换标准、业务流程标准、功能规范、网络标准(协议)、IC卡标准、安全标准等。

3. 操作标准(operational standard)

支持医学事务处理、国际(国家)统一的信息表达与信息分类的标准,通常与

统计数据和卫生机构(卫生服务提供者+服务对象)各种直接信息紧密关联,如术语标准、代码标准、统计分类标准等。

（二）医学信息标准化

医学信息标准化是指围绕医学信息技术的开发、信息产品的研制和信息系统建设、运行与管理而开展的一系列标准化工作。医学信息标准化活动是在一定范围内对医学信息的表达、采集、传输、交换和利用等内容,通过制定、发布和实施标准,达到规范统一,有利于对医学信息进行准确、高效、科学的处理。

标准化是构筑全球信息社会的基石,是信息化建设的基础,只有实现标准化才能做到信息共享,真正实现信息化。医学信息标准化的意义主要体现在以下几点:

(1)医学信息标准是卫生标准的重要组成部分,是国家的一项重要的技术标准,是进行预防性和经常性卫生行政、卫生执法和卫生监督的重要依据。

(2)标准化是医学信息互联开放的基本保证,是医学信息化建设的重要基础,有利于系统内部以及系统与其他系统间的信息交流,促进医学信息资源的共享和完善。

(3)医学信息标准化水平可以反映管理水平。2003年SARS的突然袭击,由于医学信息系统数据标准不统一,造成医院信息系统不能与政府部门和CDC进行快速、及时的信息交换,SARS的疫情不能及时准确上报,公共卫生信息无法在网络上有效交流应用。卫生行政部门对信息的管理等存在漏洞,信息不灵,沟通不畅,难以及时准确地掌握疫情,使卫生系统应对突发事件措手不及,这样的突发事件留给我们的教训十分深刻。

（三）国际著名的医学信息标准

1. SNOMED(systemized nomenclature of human and veterinary medicine,SNOMED)

SNOMED发展已经超过了20年,其3.5版包括了15 000多个词条,分别组织在12个不同的轴和章节中,它包括解剖学、形态学,正常与非正常的功能、症状及疾病体征,化学制品、药品,酶及其他体蛋白、活有机体,物理因素,空间关系,职业,社会环境,疾病/诊断和操作。SNOMED的每一个术语(词条)均有一个编码与之对应,在疾病/诊断轴内,很多疾病概念还提供了其他术语的交叉参照关系。

SNOMED是多轴编码的医学命名法,不同于ICD和CPT4,SNOMED往往直接用于临床信息的表达,也不是像前者那样首先应用于付款与分类。SNOMED有若干独立的编码体系,每个轴可以用于描述同一个诊断,例如肺(解剖轴),肉芽肿(形态学轴),发热(症状轴),结核分枝杆菌(病因学轴)均加到肺结核(诊断轴)诊断上。

SNOMED是最重要的医学信息表达类标准之一，为了顺利达到健康记录在全国范围内共享的目标，2004年美国卫生部(HHS)秘书长Tommy G. Thompson宣布HHS已经和美国病理学家协会(College of American Pathologists, CAP)签署了一份协议书，获得学会SNOMED的使用授权，在全美地区免费使用，此举将开启一扇大门，通向建立共同的医疗语言，以奠定共通的电子病历系统核心基础。

我国已公开出版的SNOMED电子版共分为11个模块：

(1)解剖学(T, topography)[1]。用于人医和兽医学的解剖学术语。

(2)形态学(M, morphology)。用来描述人体结构变化的术语，WHO国际疾病分类中所用编码、术语与之完全一致。

(3)功能(F, function)。描述身体生理和病理的功能，包括护理人员使用的对病人观察和诊断的术语。

(4)活有机体(L, living organisms)。完整的动、植物学分类，基本包含了所有病原体和动物疾病的传病媒介。

(5)化学制品、药品和生物制品(C, chemicals, drugs, and biological products)。

(6)物理因素、活动和力(A, physical agents, activities and forces)。通常与疾病和创伤有关的器具和活动的项目表。

(7)职业(J, occupations)。国际劳工局(ILO)的职业目录。

(8)社会环境(S, social context)。

(9)疾病/诊断(D, diseases/diagnosis)。

(10)操作(P, procedures)。手术与操作相关术语。

(11)链接词/修饰词(G, general linkage/modifiers)。用来链接和修饰每个模块中术语的连接词、描述符及限定词。

2. DRG(diagnosis related groups, DRG)

DRG是美国病人分类的系统，专门用于美国医疗保险预付款制度的分类编码标准。它根据病人的年龄、性别、住院天数、临床诊断、病症、手术、疾病严重程度及转归等因素把病人分为大约500个诊断相关组，然后决定应该给医院多少补偿。世界上已有许多国家引进和修改DRG编码以适合本国的需要。

DRG是当今世界公认的比较先进的支付方式之一。DRG的指导思想是通过统一的疾病诊断分类定额支付标准的制定，达到医疗资源利用标准化。它有助于激励医院加强医疗质量管理，迫使医院为获得利润主动降低成本，缩短住院天数，减少诱导性医疗费用支付，有利于费用控制。美国实行DRG五年后的总结报告表明，美国65岁以上的老人的住院率每年下降2.5%，平均住院天数也从1982年的平均10.2天，缩短为1987年的8~9天。在其他各种控制价格方法的联合作用下，1995年

---

[1]括号中的每一个大写字母是该模块术语编码的首字母。

平均住院天数已缩短为6~7天。我国北京、上海和天津等城市曾经进行过按病种付费的研究和尝试,显示其有较好的应用前景。

我国疾病种类、经济水平、医疗服务特点、信息管理系统等多种因素限制了美国式DRG的应用,我们必须进行具有中国特色的病种费用研究。目前,我国绝大部分地区在医疗保险费用结算方面采用的是按项目付费办法。长期以来,这种费用结算办法所带来的高管理成本和费用的不可控性一直为业内所诟病。根据国外的经验,经过十余年医疗保险费用支付标准和结算规范工作的探索,大家逐渐认识到,在我国基本医疗保险覆盖面很低且商业医疗保险还不发达的今天,按病种付费结算是一种能够有效控制费用且能相对较好地保证参保人员权益的支付方式。如果能够制定出合理的按病种付费的费用结算办法,对于医疗保险业的发展和医疗事业的发展都具有十分重要的现实意义。

3. HL7(Health Level Seven)

HL7标准是美国HL7组织在1987年开始为了医疗保健行业内的电子数据交换而研究制定的一个电子数据交换标准,其目标是在不同的计算机应用程序之间实施公用的接口。该组织致力于使那些在医疗应用系统中交换的某些关键数据集合的格式和协议标准化。

2000年中国加入HL7组织,成为HL7组织的成员,在国内开始进行HL7标准的推广和本地化研究工作。经过几年的发展,HL7标准正在国内逐渐获得大家的认识,进行HL7研究和本地化工作的人也越来越多。

HL7标准是基于消息机制进行数据交换。在技术层面上不需要进行本地化,本地化的工作主要存在于消息内容的定义和消息内容的编码上。

HL7标准的主要构成元素有:

(1)消息(message)。消息是用来包含和传递信息的字符串,它是消息段按定义顺序的逻辑组合。HL7标准中定义了一组消息类型来描述消息的目的,消息类型用三个大写字母表示,放在相应的字段中,如ADT这个消息的类型是把病人的入院、出院、转院信息从一个系统传到另一个系统。

(2)触发事件(trigger events)。当现实世界中发生的事件产生系统间数据流动的需求,称其为触发事件。HL7的实现机制是"触发事件",数据的交换由相应的触发事件触发,触发事件代表信息在系统间交换的事件。如病人的入院、出院、转院在HL7中对应ADT事件。

(3)消息段(segment)。HL7标准对每一种消息类型都定义了相应的消息段,每个消息段都有一个消息段名,用来标识唯一一个消息段,通常放在段首,用三个大写字母表示。如一个ADT消息可以由下列消息段组成:消息头MSH、事件类型EVN、病人基本信息PID、病人就诊信息PVI。实际应用中按照HL7标准,有些消息段是必选的,有些是可选的,有些只能出现一次,有些可以重复多次。

(4)字段(fields)。消息段由一系列按规定顺序排列的字段组成,在消息段的属性表中,给出了每一个字段的性质:字段的位置、最大长度、数据类型、可选性、ID号、字段名等。

(5)消息分隔符(delimiters)。在消息的构成中,要用到一些特殊的字符来分隔消息的组成元素。

(6)表(tables)。表分为HL7标准表和用户自定义表,其中HL7标准表为HL7规定必须使用的表;用户自定义表为HL7推荐使用的表。

4. LOINC (logical observation identifiers names and codes, LOINC)

LOINC也称观测指标标识符逻辑命名与编码系统,是一种临床检查编码系统,主要用来辨识检验(laboratory test)和临床观察(clinical observation)结果的国际标准,用于标识实验室及临床观察、观测指标。LOINC数据库旨在促进临床观测指标结果的交换与共享,其中LOINC术语涉及用于临床医疗护理、医疗管理和临床研究等目的的各种临床观测指标,如血红蛋白、血清钾、各种生命体征等。当前大多数实验室及其他诊断服务部门都在采用或倾向于采用HL7等类似的卫生信息传输标准,以电子消息的形式,将其结果数据从报告系统发送至临床医疗护理系统。然而在标识这些检验项目或观测指标的时候,这些实验室或诊断服务部门采用的却是其自己内部独有的代码。这样临床医疗护理系统除非也采用结果产生方和发送方的实验室或观测指标代码,否则就不能对其接收到的这些结果信息加以完全的"理解"和正确的归档;而当存在多个数据来源的情况下,除非花费大量的财力、物力和人力将多个结果产生方的编码系统与接受方的内部编码系统一一对照,否则上述方法就难以奏效。作为实验室检验项目和临床观测指标通用标识符的LOINC代码解决的就是这一问题。

LOINC数据库实验室部分所收录的术语涵盖了化学、血液学、血清学、微生物学(包括寄生虫学和病毒学)以及毒理学等常见类别或领域;还有与药物相关的检测指标,以及在全血细胞计数或脑脊髓液细胞计数中的细胞计数指标等类别的术语。LOINC数据库临床部分的术语则包括生命体征、血流动力学、液体的摄入与排出、心电图、产科超声、心脏回波、泌尿道成像、胃镜检查、呼吸机管理、精选调查问卷及其他领域的多类临床观测指标。

5. ICD-10(《国际疾病分类第十次修订文本》)

ICD-10是世界卫生组织负责编写的第10次修订文本。它建立在第三代DRGs和第五代DRGs的基础上,不仅应用于老年医疗保险系统,而且成为支出的评估系统。它包括330个基础DRGs分组,每个基础的DRGs分组包括3个严重性程度次级分组,附加两个误差型国际单病种分组,共计992个DRGs分组。在美国应用时有几个分组由于是适合非住院的患者而被删除。它的优点是可以作自身内部修改,并有多种用途,如决定患者直接护理的方案、统计报告、补助资金的计算、决策的自动支持、基准的计算、临床实验等。国际化的单病种分组系统从2000年正式应用于美国卫生费用预付款制度,并在应用中不断地改进和完善。

ICD-10是医院信息系统(hospital information system,HIS)的重要组成部分,它集医学、医学英语和分类规则于一身,是最初的原始医学资料加工成为信息的重要工具,ICD-10编码的正确与否直接影响到医院医疗信息数据的准确性和可比性,其至影响到病案的检索和分析、研究、利用。

需要指出的是分类法与命名法在概念上是不同的,ICD是分类法,着眼于统计应用。

6. DICOM(digital imaging and communication in medicine,DICOM)

DICOM为医学数字化影像通信标准。由美国放射学会 (American College of Radiology, ACR)及国家电子制造商协会(National Electrical Manufacturers Association, NEMA)为主制定的一个专门用于数字化医学影像传送、显示与存储的标准,该标准产生于1985年,当前已修订为第3版并正式命名为DICOM3。DICOM3已被全世界的医学影像设备制造商和医学信息系统开发商广泛接受,实际上成为全世界PACS系统普遍遵循的唯一标准。

7. HIPPA(health insurance portability & accountability act,HIPPA)

HIPPA是1996年8月实施的美国联邦法律。它的目的是要改善病人、卫生保健服务供应部门和医疗保险部门之间信息交换的方便性,以法律形式确保信息的可交换性、保护病人的隐私权和数据的安全可靠。具体包括:

(1)电子化病人医疗、管理和费用信息的标准化。

(2)适用于个人、单位和卫生保健服务供应部门唯一的标识符。

(3)保护个人健康信息的隐私性和完整性的安全标准。

8. UMLS(unified medical language system,UMLS)

UMLS中文称为一体化医学语言系统,是近年来美国政府投资,美国国立卫生研究院和国立医学图书馆承担的最重要的、规模最大的医学信息标准化项目。

UMLS是计算机化的情报检索语言集成系统,它不仅是语言翻译、自然语言处理及语言规范化的工具,而且是实现跨数据库检索的词汇转换系统,它可以帮助用户在线连接情报源,包括计算机化的病案记录、书目数据库、事实数据库以及专家系统,可对其中的电子式生物医学情报作一体化检索。

UMLS包括四个部分:超级叙词表(meta thesaurus)、语义网络(semantic network)、情报源图谱(information sources map)和专家词典(specialist lexicon)。其中超级叙词表是生物医学概念、术语、词汇及其含义、等级范畴的广泛集成。1997年第8版的超级叙词表收录了来源于30多种生物医学词表和分类表的能表达33万多个概念的739 439个词汇,词汇量达到空前规模。而语义网络则是为建立概念术语间相互错综复杂的关系而设计的,是为超级叙词表中的所有概念提供语义类型及相互关系结构的工具。

9. IHE(integrating the health enterprise,IHE)

IHE中文称为医疗健康信息集成规范。美国医疗信息和管理系统委员会(HIMSS)和北美放射学会(RSNA)为了解决医疗信息共享的难题,于1998年携手开发IHE。IHE技术框架是基于现有成熟的标准制定的一套集成方案,通过规范DICOM、HL7等标准的实现方式来促进医院信息系统的工作流集成,为不同系统的无缝集成提供了指导。IHE以其强大的互操作性和集成性对医学信息行业信息化建设起着至关重要的作用。

第五节　医学信息检索与利用

一、信息检索的概念和类型

(一)定义

信息检索(information retrieval)是指信息的有序化识别和查找的过程,即人们根据特定的信息需求,采取科学的方法,应用专门的工具,从浩瀚的信息海洋中迅速、准确地获取所需信息的过程。

广义的信息检索包括信息的存储和信息的检索,它往往又被称为"信息存储与检索"(information storage and retrieval)。信息的存储主要是在一定专业范围内的信息选择的基础与工具,可从中查找出所需的信息。存储是检索的基础,检索是存储的逆过程。两者是相辅相成的,存储是为了检索,而检索又必须先进行存储。只有经过组织的有序信息集合才能提供检索,因此了解了一个信息系统(检索工具)的组织方式也就找到了检索该检索系统(检索工具)的根本方法。

在现代信息技术的条件下,信息检索从本质上讲,是指人们从任何信息系统中高效、准确地查找到自己所需的有用信息,而不管它以何种形式出现,或借助于什么样的媒体,因此,狭义的信息检索一般仅指检索的过程。

(二)信息检索的基本原理与检索处理流程分析

1. 基本原理

信息检索的基本原理可以抽象概括为一句话:对信息集合与需求集合的匹配与选择。

信息集合是指有关某一领域的、经采集和加工的信息集合体,是一种公共知识结构。它可以向用户提供所需要的知识或信息。需求集合是指用户的信息需求是在社会实践活动中产生的,众多用户不同形态的信息需求的汇集,就形成了需求集合。

为了在信息集合与需求集合之间建立起联系和沟通,以便能从信息集合中快速获取用户所需要的信息和知识,信息检索提供了一种"匹配"机制,这种机制的主要功能在于能快速把需求集合与信息集合依据某种相似性标准进行比较和判断,进而选择出符合用户需要的信息。这里匹配的相似性标准一般是通过把信息集合和需求集合预先进行某种形式化的加工和表示来提供的。对于文本而言,最主要、最常用的匹配标准是由某个或若干个词汇表达的"主题"。

2. 检索处理流程分析

图1-1是一个基于计算机环境的信息检索处理过程图。在图中以中间的直线为界,信息检索处理过程被分解为"信息存储"与"信息查询"两个部分,其中"信息存储"部分包括"信息采集"、"信息标引处理"、"创建/更新数据库及索引文档"等多个处理模块,并最终以数据库的形式完成了信息的收集、加工(标引)和存储任务;而"信息查询"部分则通过"检索接口"、"提问处理"和"检索匹配"等一系列功能模块的配合,以人机对话方式完成用户对系统的访问和信息查询的功能。

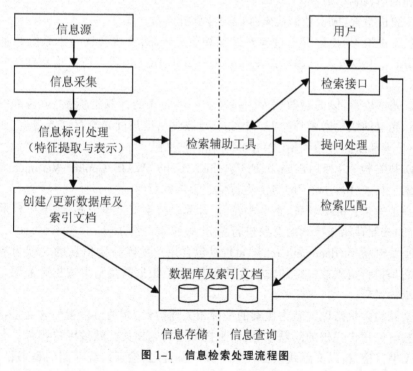

图1-1 信息检索处理流程图

3. 检索的类型

(1)按照存储的载体和查找的技术手段进行划分(按检索的手段)

①手工检索(manual retrieval):用人工方式查找所需信息的检索方式。检索的

对象是书本型的检索工具,检索过程是由人脑和手工操作相配合完成,匹配是人脑的思考、比较和选择。

②机械检索(mechanical retrieval):利用某种机械装置来处理和查找文献的检索方式。它主要由穿孔卡片检索和缩微品检索组成。

A.穿孔卡片检索(punch card retrieval):一种由薄纸板制成的、用孔洞位置表示信息,通过穿孔或轧口方式记录和存储信息的方形卡片。

B.缩微品检索:把检索标志变成黑白点矩阵或条形码,存储在缩微胶片或胶卷上,利用光电效应,通过检索机查找。

③计算机检索(computer-based retrieval):是把信息及其检索标志转换成电子计算机可以阅读的二进制编码,存储在磁性载体上,由计算机根据程序进行查找和输出。

计算机检索的对象是计算机检索系统针对数据库进行,检索过程是在人与计算机的协同作用下完成的,匹配是由机器完成的。这里检索的本质没有改变,变化了的只是信息的媒体形式、存储方式和匹配方法。它由脱机检索、联机检索、光盘检索和网络检索组成。

A.脱机检索:成批处理检索提问的计算机检索方式。

B.联机检索:检索者通过检索终端和通信线路,直接查询检索系统数据库的机检方式。1964年美国国家医学图书馆开始MEDLARS联机情报检索系统的商品服务。

C.光盘检索:以光盘数据库为基础的一种独立的计算机检索,包括单机光盘检索和光盘网络检索两种类型。1983年首张高密度只读光盘存储器诞生,1984年美国、日本和欧洲开始利用CD-ROM存储科技文献。

D.网络检索:利用E-mail、FTP、Telnet、Archie、WAIS、Gopher、Veronica、WWW等检索工具,在Internet等网络上进行信息存取的行为。

手工检索查准率较高,查全率较低;计算机检索查全率较高,查准率较低。

(2)按照存储与检索的对象进行划分(按检索的结果)

①文献检索(document retrieval):以包含用户所需特定信息的文献为检索对象。它是指将文献按一定的方式存储起来,然后根据需要从中查出有关课题或主题文献的过程。

文献检索是指以文献为检索的一种相关性检索。相关性检索的含义是指系统不直接解答用户提出的问题本身,而是提供与问题相关文献供用户参考。

A.书目检索:以文献线索为检索对象。换言之,检索系统存储的是书目、专题书目、索引和文摘等二次文献。此类数据库(检索工具)如EI、SCI、中文期刊数据库(文摘版)、全国报刊索引、中国科技成果数据库等。

B.全文检索:以文献所含的全部信息作为检索内容,即检索系统存储的是整篇文章或整部图书。

②数据检索(data retrieval):以事实(fact)和数据(data)等浓缩信息作为检索对象,检索结果是用户直接可以利用的东西。这里的所谓科学数据,不仅包括数值形式的实验数据与工业技术数据,而且还包括非数值形式的数据,如概念名词,人名、地名、化合物分子式、化学结构式,工业产品设备名称、规格,科学论断等。此类数据库(检索工具)如中国企业、公司及产品数据库,中国科技名人数据库,常用材料性能数据库,中国拟建和在建项目数据库,中国宏观经济统计分析数据库,IMI消费品市场统计分析数据库等。也有人将数据检索细分为数据检索和事实检索两种形式,认为数据检索的结果是各种数值性和非数值性数据;而事实检索的结果是基于文献检索和数据检索基础上的对有关问题的结论和判断,是在数据检索和文献检索的基础上,经过比较、判断、分析、研究的结果。

A.数据检索(data retrieval):以具有数量性质并以数值形式表示的数据为检索内容的信息检索,也称数值检索。

B.事实检索(fact retrieval):以文献中抽取的事实项为检索内容的信息检索,也称事项检索。

事实检索和数据检索是从文献中提取出来的各种事实、数据为检索对象的一种确定性检索。确定性检索的含义是指系统直接提供用户所需的确切的数据或事实,检索的结果要么是有,要么是无,要么是对,要么是错。

文献检索所回答的是诸如"关于铁路大桥有哪些文献"之类的问题。

事实(事项)检索所回答的是诸如"世界上最长的铁路大桥是哪一条"之类的问题。

数据(数值)检索所回答的是诸如"世界上最长的铁路大桥有多长"之类的问题。

二、信息检索技术

信息检索技术主要研究信息的表示、存储、组织和访问,即根据用户的查询要求,从信息数据库中检索出相关信息资料。一般信息检索技术包括布尔逻辑检索、截词检索、位置检索、字段限定检索和加权检索等。

(一)布尔逻辑检索

布尔逻辑检索(Boolean logical)是用布尔逻辑算符将检索词、短语或代码进行逻辑组配,指定文献的命中条件和组配次序,凡符合逻辑组配规定条件的为命中文献,否则为非命中文献,它是机检系统中最常用的一种检索方法。常用的逻辑算符主要有:AND、OR、NOT,分别表示逻辑与、逻辑或、逻辑非三种逻辑运算关系。如图1-2所示。

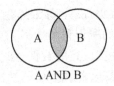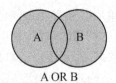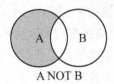

图 1-2　布尔逻辑运算图

1. 逻辑与

逻辑与的运算符为AND或*。检索词A或检索词B用"与"组配,检索式为:A AND B或者A*B,它表示检出同时含有A、B两个检索词的记录。逻辑与检索能增强检索的专指性,使检索范围缩小,此算符适于连接有限定关系或交叉关系的词。

2. 逻辑或

逻辑或的运算符为OR或+。检索词A和检索词B用"或"组配,检索式为:A OR B或者A+B,它表示检出所有含有A词或者B词的记录。逻辑或检索扩大了检索范围,此算符适于连接有同义关系或相关关系的词。

3. 逻辑非

逻辑非的运算符为NOT或–。检索词A和检索词B用"非"组配,检索式为:A NOT B或者A–B,它表示检出含有A词,但同时不含B词的记录。逻辑非或逻辑与运算的作用类似,可以缩小检索范围,增强检索的准确性。此运算适于排除那些含有某个指定检索词的记录。但如果使用不当,将会排除有用文献,从而导致漏检。

对于一个复杂的逻辑检索式,检索系统的处理是从左向右进行的。在有括号的情况下,先执行括号内的运算;有多层括号时,先执行最内层括号中的运算,逐层向外进行。在没有括号的情况下,AND、OR、NOT的运算次序,在不同的系统中有不同的规定, 例如DIALOG系统中依次为NOT→AND→OR;STAIRS系统和OR-BIT系统中依次为AND和NOT按自然顺序执行,然后执行OR运算。检索时应注意了解各机检系统的规定。

(二)截词检索

截词检索(truncation)是指把检索词截断,取其中的一部分片段,加上截词符号进行检索,凡满足这个词局部中的所有字符(串)的文献,都为命中的文献。按截断的位置来分,有右截断、左截断、中间截断、复核截断等。

1. 右截断

右截断截去某个词的尾部,是词的前方一致比较,也称前方一致检索。例如:输入"geolog?(?为截断符号)",将会把含有geological、geologic、geologist、geologize、geology等词的记录检索出来。若输入"PY=199?",会把20世纪90年代的记录全部查出来。

2. 左截断

截去某个词的前部,是词的后方一致比较,也称后方一致检索。例如:输入"?magnetic"能够检出含有magnetic、electromagnetic、paramagnetic、thermo-magnetic等词的记录。

3. 中间截断

中间截断截去某个词的中间部分,是词的两边一致比较,也称两边一致检索。例如:输入"organi?ation"可以检出organization、organisation,输入"f??t"可查出foot、feet。

4. 复合截断

复合截断是指同时采用两种以上的截断方式。例如:输入"?chemi?"可以检出chemical、chemist、chemistry、electrochemistry、electrochemical、physicochemical、hermochemistry等。

(三)位置检索

位置检索(proximate)也称邻近检索,主要是利用记录中的自然语言进行检索,词与词之间的逻辑关系用位置算符组配,对检索词之间的相对位置进行限制。主要有相邻位置算符(W)、(nW)、(N)、(nN)和句子位置算符(S),用法意义如下:

(1)(W)—With:表示该算符两侧的检索词相邻,且两者之间只允许有一个空格或标点符号,不允许有任何字母或词,顺序不能颠倒。例如:输入"biological(W) control"可检索出含biological control的文献记录。

(2)(nW)—nWords:表示在此算符两侧的检索词之间最多允许间隔n个词(实词或虚词),且两者的相对位置不能颠倒。例如:输入"wear(1W) materials"可检索出含有wear ma—terials,wear of materials等的文献记录。

(3)(N)—Near:表示此算符两侧的检索词必须紧密相连,词序可变,词间不允许插入其他词或字母,但允许有一空格或标点符号。例如:输入"information(N) retrieval"可检出含有information retrieval,retrieval information的文献记录。

(4)(nN)—nNear:表示此算符两侧的检索词之间允许间隔最多n个词,且两者的顺序可以颠倒。例如:输入"computer(2N) system"可检出含有computer system,computer code system,computer aided design system,system using modern computer等形式的文献记录。

(5)(S)—Subfield:表示其两侧的检索词必须是在文献记录的同一子字段中,而不限定它们在该子字段中的相对次序和相对位置的距离。例如:输入"computer(W) control(S) system"可检出文摘中含有像"This paper is concerned with an application of the computer control technique in a intelligent system for testing inner walls of pipes."这样一句话的文献记录。

(四)字段限定检索

字段限定检索是指限定检索词在数据库记录中的一个或几个字段范围内查找的一种检索方法。检索时,系统只对限定字段进行匹配运算,以提高检索效率和查准率。如PubMed检索系统中字段限定符主要有[AU]限查作者、[AD]限查作者机构、[MH]限查主题词、[MAJR]限查主要主题词、[PT]限查文献类型、[TA]限查特定刊名等。不同数据库和不同种类文献记录中所包含的字段数目不尽相同,字段名称也有区别。在一些网络数据库中,字段名称通常放置在下拉菜单中,用户可根据需要选择不同的字段进行检索。

(五)加权检索

加权检索是指根据检索词对检索课题的重要程度,事先指定不同的权值。检索时,系统先查找这些检索词在数据库记录中是否存在,并对存在的检索词计算它们的权值总和;凡是在用户指定的临界值(称阈值)之上者作为命中记录被输出。阈值可视命中记录的多少灵活地进行调整,阈值越高,命中记录越少。

三、常用医学文献信息检索系统

(一)中国生物医学文献数据库(CBM)

中国生物医学文献数据库(简称CBM)是中国医学科学院医学信息研究所开发研制的综合性医学文献数据库是国内第一个综合性中文生物医学文献光盘数据库,也是目前国内最大的医药卫生专业文献数据库。该数据库收录了1978年以来的1 600多种中国生物医学期刊以及汇编、会议论文的文献题录,年增长量约40万条,数据总量达350余万篇,学科覆盖范围涉及基础医学、临床医学、预防医学、药学、中医学及中药学等生物医学的各个领域。中国生物医学文献数据库注重数据的规范化处理和知识管理,全部题录均根据美国国立医学图书馆的《医学主题词表》(MESH词表)、中国中医研究院图书情报研究所出版的《中医药主题词表》进行主题标引,并根据中国图书馆分类法《医学专业分类表》进行分类标引。

中国生物医学文献数据库具有主题、分类、期刊、作者等多种词表辅助查询功能,检索入口多、方式灵活,可满足简单检索和复杂检索的需求,与PUBMED具有良好兼容性,可获得较高的查全率和查准率。目前,常用的有两个版本,即基于局域网的CBMWin和基于因特网的CBMWeb。

网址:http://cbmwww.imicams.ac.cn/。

(二)中国知识基础设施工程(CNKI)

中国知识基础设施工程(China national knowledge infrastructure,CNKI)的概念,源于世界银行《1998年度世界发展报告》。CNKI工程是以实现全社会知识资源传播共享与增值利用为目标的信息化建设项目,由清华大学、清华同方发起,始建于1999年6月。CNKI工程集团采用自主开发并具有国际领先水平的数字图书馆技术,建成了世界上全文信息量规模最大的"CNKI数字图书馆",并正式启动建设中国知识资源总库及CNKI网络资源共享平台,为全社会知识资源高效共享提供最丰富的知识信息资源和最有效的知识传播与数字化学习平台。

CNKI系列数据库产品主要包括中国期刊全文数据库(CJFD)、中国优秀博硕士学位论文全文数据库(CDMD)、中国重要会议论文全文数据库(CPCD)、中国重要报纸全文数据库(CCND)、中国年鉴全文数据库(CYFD)、中国图书全文数据库(CBFD)、中国引文数据库(CCD)等,各数据库通过KNS5.0平台强大的整合功能,将期刊库、博硕库以及其他的一些CNKI源数据库整合起来一起使用,实现知识资源的增值利用和深度挖掘。

跨库检索:通过跨库检索技术,可以实现只输入一个检索词即可在期刊、博硕论文等多个数据库里面同时检索,为读者搭建了一站式的检索平台,有效减少读者检索文献的时间。

知网节:指文章下载页面的各种超链接,通过知网节功能,实现各数据库中相关文献的链接功能,以超链接的形式将相同主题的文章直接推送到读者面前,知网节包括参考文献链接、引证文献链接、相似文献链接等。

(三)中文生物医学期刊文献数据库(CMCC)

CMCC是解放军医学图书馆研制开发的文摘目录型光盘数据库,每半个月更新一次。它收录了自1994年以来1 400余种中文生物医学期刊,约270万条文献记录,并以每年30余万条速度递增。

(四)国家科技图书文献中心(NSTL)

国家科技图书文献中心是一个由多家中央级文献信息机构(中国科学院文献情报中心、中国科学技术信息研究所、机械工业信息研究院、冶金工业信息标准研究院、中国化工信息中心、中国农业科学院图书馆、中国医学科学院图书馆等)组成的虚拟的科技文献信息服务机构,它收藏了涵盖理工农医4个领域各类的科技文献信息,提供中外文期刊、会议记录、科技报告、学位论文、专利、标准等各类文献的免费检索和网上全文传送服务,学科覆盖面广,数据量大,可供检索的二次文献数据量已近5 000万条,是目前我国最大的科技文献资源共建共享的服务体系。

网址:http://www.nstl.gov.cn/。

(五)重庆维普数据库

维普资讯公司推出的中文科技期刊数据库全文版(简称中刊库),是一个功能强大的中文科技期刊检索系统。数据库收录了1989年至今的8 000余种中文科技期刊,涵盖自然科学、工程技术、农业科学、医药卫生、经济管理、教育科学和图书情报7大专辑。

网址:http://www.cqvip.com或大学图书馆镜像期站点登录。

（六）万方数据资源

万方数据资源系统是以中国科技信息所(万方数据集团公司)全部信息服务资源为依托建立起来的一个以科技信息为主,集经济、金融、社会、人文信息为一体,以Internet为网络平台的大型科技、商务信息服务系统。目前,内容被整合为科技信息系统数字化期刊、企业服务系统。按照资源类型可分为全文类信息资源、文摘题录类信息资源及事实型动态信息资源。

万方数据的网址如下:

中文　http://www.wanfangdata.com.cn。

英文　http://www.wanfangdata.com或大学图书馆镜像站点登录。

（七）Medline与PubMed

Medline由美国国立医学图书馆(National Library of Medicine,NLM)建立和维护,是国际权威的生物医学文献书目型数据库。它收录了80多个国家和地区的5 000多种生物医学及相关学科期刊,累积了1950年至今的1 500多万篇文献,年收录文献约40万篇,其中大约70%为英文文献,约79%为作者撰写的英文摘要。它涉及的学科范围包括基础医学、临床医学、药理学、预防医学、护理学、口腔医学、兽医学、生物学、环境科学、卫生管理和情报科学等。

20世纪90年代以来,Medline更是纳入许多基于互联网的信息检索系统中,如PubMed、NLM Gateway、OVID、Dialog、ISI Web of Knowledge、EBSCO等。

PubMed是NLM下属的国家生物技术信息中心(NCBI)开发和维护的基于Web的生物医学文献检索系统,是Entrez集成检索系统的重要组成部分。

PubMed的文献来源:Medline;In - process citations;Publisher -Supplied Citations。

自1997年6月26日起PubMed向用户免费提供包括Medline的检索服务,它已成为科研人员检索Medline最主要的途径。

PubMed网址:http://www.pubmed.gov。

（八）Biomed Centra

Biomed Central(BMC)是生物医学领域的一家独立的新型出版社,提供网上即时免费查阅经过同行评议的生物医学研究资料。BMC众多的在线刊物组成了BMC刊物集团, 内容囊括生物学和医学, 其中包括Journal of Biology,Genome

Biology以及Arthritis。目前BMC有200多种生命科学和医学方面的期刊,这些期刊分3种类型:all content open access可以免费阅读全部全文,Subscription required、free trial available可免费阅读部分全文,Subscription required需注册付费才能阅读全文。所有发表在BMC刊物上的研究文章可随时在网上免费任意查阅,无其他任何限制。

网址:http://www.highwire.org。

第六节　医学信息系统

21世纪将是一个高度信息化的世纪,随着信息技术的迅速发展,信息化、数字化已经进入各行各业和人们生活中的许多方面,医药卫生也不知不觉地进入了数字化和信息化时代。我们不仅可以看到CT、MRI、彩超等大型的数字化医疗设备在医院中广泛使用,还可以看到从单机到计算机网络的各种医疗收费系统、管理系统和医疗信息处理系统等正在普及。因此,正确理解医学信息系统在医学中的意义,才能适应信息快速发展需要,跟上世界发展的潮流,不断创新,提高医疗卫生工作效率和管理水平,提高医疗卫生的科研、技术水平。

一、系统

(一)系统的定义

国际标准化组织(ISO)将系统定义为:"系统是内部相互依存的各个部分,按照某种规则,为实现某一特定的目标而联系在一起的合理的、有序的组合。"

通常,系统被认为是一个整体,它由若干功能独立的元素组成,这些元素之间相互联系、相互制约,共同完成系统的总目标。目标、元素、联系这三者是系统不可缺少的要素。

(二)系统的特性

1. 整体性(integrality)

系统内的各个组成部分都是为了实现某一特定的目标而联系在一起的。因此,评价一个系统时,不能仅评价系统中的某一单独部分,而要从整个系统、总目标和总任务要求出发进行评价。只有当系统中这些各自独立的组成部分和它们之间彼此的联系都服从于系统的整体目标和要求、服从于系统的整体功能并进行协调一致的活动时,这些活动的总和才能构成系统的有机整体,即不是追求局部优先,而是以整体优先为原则。

2. 层次性(hierarchy)

系统可以分解成一系列的子系统,而这种分解实质上是对系统总目标、总任务和总功能的分解,各个子系统还可以进一步分解为更低一层的子系统。这样一个完整的系统可以分解成由许多子系统组成的层次结构系统。

3. 关联性(relationship)

系统是由内部各个元素彼此之间相互依存、相互制约形成的,因此,构成系统的各个要素之间,要素与系统之间,系统与环境之间都存在着相互依存、相互联系、相互制约的关系。各个子系统在功能上相对独立,又彼此相互联系,即具有元素之间的关联性。这种关联性决定了整个系统的特定性能和系统的运行控制机制。

4. 目的性(purpose)

建设一个系统,就是为实现一个总体目标、总体任务或功能而服务的。因此确定系统的总体目标和任务是关键所在。系统的目的决定着系统的基本作用和功能,而系统的总功能需求决定了各个子系统设计实现的功能与任务的要求。这些子系统彼此之间相互联系,又往往互相有矛盾,需要寻求解决矛盾的平衡与折中,以期待达到总目标的最优化设计。开发新系统时,第一步就是确定总目标,这个目标必须是明确的、切合实际的目标。

5. 环境适应性(environment applicability)

任何一个系统一定是存在于一个更大的系统内,这个更大的系统往往称作"环境"。系统与系统的环境之间通常有物质、能量和信息的交换。环境特性的变化,往往引起系统特性的变化,而系统特性的变化也会引起环境的变化。它们之间相互作用的结果,有可能导致系统的改变或失去系统原有的功能。因此,系统既要保证发挥它的应有作用,达到应有的目的,又要适应外部环境的变化而不失去原有的功能,系统应具有很好的环境适应性。

二、信息系统

(一)信息系统的定义

信息系统(information system,IS)是人类在生产活动中进行信息交流的过程中产生的,是与信息加工、信息传递、信息存储以及信息利用等有关的系统。一般来说,信息系统是由人、信息处理硬件、软件、数据资源等组成的有机整体。目的是及时、准确地收集、整理、加工、存储、传输数据,进而为行动提供决策信息。

信息系统包含信息处理系统和信息传输系统两大部分。信息处理系统负责对数据进行加工处理,以得到人们预先期待的结果。信息传输系统负责把信息从一地传输到另外一地,传输的过程中不会改变信息本身的内容。信息的作用是在广泛地交流和使用中具体体现出来的,因此,通信技术的发展也大大促进了信息系统的发展。广义上讲,信息系统的概念已经延伸到与通信系统等同了。

（二）信息系统的类型

一般按照信息处理的对象,可以把信息系统分为作业信息系统、管理信息系统、决策支持信息系统和专家系统四大类型。

1. 作业信息系统(TPS)

作业信息系统主要是处理企业内部的业务、控制生产过程、支持办公自动化、更新企业数据库等任务,例如业务处理系统、过程控制系统、办公自动化系统等。

2. 管理信息系统(MIS)

管理信息系统主要是对一个组织(单位、部门)进行全面管理的人和计算机相结合的系统。它综合运用计算机技术、信息技术、网络技术、通信技术、管理技术和决策技术,与现代化的管理思想、方法和手段相结合,辅助管理人员进行管理和决策。管理信息系统不仅是一个技术系统,同时也是一个社会系统。

3. 决策支持信息系统(DSS)

重要的信息往往是最不容易得到的,常常也是不够准确的,而决策却非常依赖获得信息的准确性、时效性、科学性和预测性。决策支持信息系统正是为此目的设计的信息系统,能够运用分析决策模型并可以结合决策者的主观意愿,对信息进行数据挖掘、分析、判断和预测,最后作出支持决策的预期效果。

4. 专家系统(ES)

人类始终在不断地探索,希望计算机也能够像人一样具有"思维"、具有"智能"。机器人就是智能计算机的典型例子,然而机器人也仅仅是具有有限的"智能",运用计算机处理大量的数据并产生决策信息,来控制其不知疲倦地工作。专家系统是能够模仿人工决策处理过程的基于计算机的信息系统。专家系统已经从传统的信息处理领域发展到了机器决策的智能推理阶段。专家系统能够应用智能推理作出决策并能解释决策的理由,然而,这些计算机"智能"也是人们事先赋予的,所以专家系统作出的决策,通常也仅仅是应用在较狭窄的领域。今后需要解决的问题还很多,专家系统发展的空间还很大。

三、医学信息系统

（一）计算机医学应用的系统观

今天,计算机在医学及其相关领域的应用如此广泛,建立计算机医学应用的系统观,将有助于我们了解计算机在医学领域应用的特殊性,理解医学信息系统研究、开发和应用中的困难,以求合理地选择和使用计算机,并引导我们如何去探索未来。

在很多方面,计算机大大扩展了人类自身的能力,但迄今为止,计算机还没有完全超越人类,只是人造的模仿者,是在对人类的行为、思维进行抽象化的基础上,按照某种理论、模型或规则进行模仿,这种模仿是低级的、机械的,如果没有人类的参与,很多工作无法完成。这种模仿有一定的局限性,受模型或规则的限制,只覆盖抽象出的一般过程。

而医学领域应用的特殊性,就在于其应用对象是人,每个人都是一个独特的个体,每次疾病的发生、发展都可能有其特异性,很难用抽象模型去处理特殊个体,诊疗事务的人性化,使计算机只能是诊疗决策的辅助者。

在医学信息系统中,从人类参与的程度和计算机应用的复杂性,构建的层次模型如图1-3所示,从底层的数据交换和远程通信,到顶层的研究和开发,计算机应用的复杂性越高,人类的参与程度就越多。

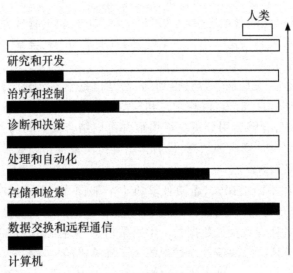

人类

研究和开发

治疗和控制

诊断和决策

处理和自动化

存储和检索

数据交换和远程通信

计算机

图1-3　系统构建层次模型

第1层是应用计算机进行数据交换和远程通信,信息格式的标准化是基础,本书涉及的各种医学信息系统,都有此类应用,它几乎不需要人类的参与,与非医学领域的应用也没有什么特殊的区别。

第2层是应用计算机存储和检索数据,医学数据的特点是种类繁多、海量和极其复杂的关联性,还有医学数据应用服务对象和目标的多样性,这些需要人类的干预。请参见医学信息标准、电子病历、医学图像等章节。

第3层是应用计算机处理和自动化。医学信息的处理需要医学专业知识支撑,建立在人类对人体、疾病、卫生等对象的研究和理解基础上。自动化只针对那些可以重复的、一般化的工作,更多的工作是人与计算机结合完成的。与前两层的不同之处是这一层多是专门为医疗卫生应用开发的。请参见医院信息系统、实验室信息系统、医学图像信息系统等章节。

第4层是诊断和决策中的计算机应用。这层的应用需要人类将医学知识格式化,设计决策支持模型和标准以便计算机处理。显然,在目前的信息技术支持下不可能由计算机系统进行诊断和决策,人类是这层应用中的主导。请参见医学决策支持系统章节。

第5层是治疗和控制中的计算机应用。这一层的应用执行是在决策之后发出的指令,医学治疗和控制的复杂性,使这层应用与工业生产的过程控制完全不同,只有很少部分治疗能够用计算机实现控制。请参见电子病历、公共卫生信息系统章节。

第6层是研究和开发中的计算机应用。这层是人类智慧的体现,研究如何结构化、抽象化,建立各种模型和算法,开发应用系统,提供给第一到第五层的应用。

(二)各类医学信息系统简介

本书将介绍下列医学信息系统或特定医学领域的计算机应用。

(1)医院信息系统:介绍医院信息系统的发展、信息处理层次、技术基础、开发方法、结构与功能等。

(2)护理信息系统:介绍应用于医院护理信息管理的信息系统。

(3)电子病历:介绍如何应用计算机管理病人在医院产生的医疗信息。

(4)医学图像信息系统:介绍计算机在医学图像成像、采集、存储、传输、展示、处理和辅助诊疗方面的应用,以及医学图像传输、存储和显示的关键技术。

(5)实验室信息系统:介绍计算机在临床实验室的应用。

(6)远程医学:计算机在远距离医学活动中的作用,包括远程医疗的通信技术、远程医疗系统组成和应用模式。

(7)医学决策支持系统:介绍依据决策理论,借助计算机技术,实现对临床诊断、医疗的自动化、信息化处理。

(8)公共卫生信息系统:介绍通过建设公共卫生信息系统,实现各级公共卫生的信息化管理。

(9)社区卫生信息系统:介绍如何用信息技术实现社区卫生的现代化管理,提高社区居民的健康水平。

(10)医疗保险信息系统:介绍我国如何利用计算机信息化技术,在全国范围内实现医疗保险信息化。

(11)医学知识管理:介绍医学知识管理的产生、意义、内容和作用以及进行医学知识管理的策略和实施方法。

(三)医学信息系统的特点

医学信息系统就其应用的意义上来说具有如下特点。

1. 医学信息的数据量大,复杂性高

医学信息源是以人为本的信息收集对象,因此涉及的数据源是海量的,数据的类型、属性、表达方式也是错综复杂的。设想在我国建立每个人的健康信息档案的话,将是13亿人的多媒体信息数据量。

2. 医学信息的应用面广、影响大

医学信息无论对个人、对社会都具有很大的作用和意义。像流行病、传染病、多发病、公共卫生、食品安全等信息的采集、处理、监控和发布牵扯千家万户,对提高卫生和医疗工作的水平也具有指导意义。

3. 医学信息的标准化程度低

目前影响医学信息化建设的很多因素之一,就是医学信息标准化工作的水平较低,表现在信息分类、编码工作存在着不统一,没有形成全国统一并具有真正意义上的共享医学信息的标准、政策或法规。因而造成医学信息标准混乱,交流与共享困难。现在国家对卫生信息化建设和标准化工作的重视程度越来越高,卫生部正在组织制定与国际接轨的卫生信息化标准,促进卫生信息化建设。

4. 医学信息的处理难度大

医学信息系统处理的信息对象种类繁多、流程复杂。仅以HIS系统中的信息流来说,就有病人诊疗信息流、财会信息流、药品和卫生材料信息流、综合管理与分析统计信息流、办公管理信息流等许多种。因此,许多专家称医院信息系统是公认的世界上最复杂、最难开发、最难管理、最难维护的信息系统。

5. 医学信息的私密性强

医学信息牵扯个人、家庭、民族、地方甚至国家的相关信息。另外个人的诊疗信息还具有法律的重要意义,在解决医疗纠纷、疫情防控、流行病调查、司法鉴定等很多方面都需要真实的医学信息来作证。因此对信息的安全保密工作显得尤为重要。

6. 医学信息的连续性、时效性显著

就个人医学信息来说,它是伴随每个人终身的健康档案,几十年甚至上百年的连续而完整的医学记录尤其显现出生命信息的珍贵。同时,在抢救生命的危急关头,准确实时的传递医学信息,又突显了医学信息时效的重要性。

7. 医学信息系统的市场化、商品化产品少

医学信息系统的商品化产品非常少,常见的仅是一个个功能独立、自成系统的产品,很少有标准化成熟的HIS推出。这些不同时期、不同规模、不同IT厂商、不同操作平台、不同信息标准的HIS很难达到信息整合、交流共享。

8. 医学信息系统的开发技术难度大、周期长、投入多、维护难

基于上述种种原因,加上各个医院建立HIS的基本条件有限,如资金投入少、技术力量不够、IT人才缺乏、标准化工作基础较差、现代化管理意识不强、片面追

求经济效益、忽略社会效益和服务意识,因此对HIS建设中的认识不够,人、财、物投入不足,应付局面,仓促上马,重复开发,造成信息孤岛、维护困难、无法升级等诸多问题,这些现实常常困扰HIS的开发商和用户。

思考题

1. 信息、数据、知识三者的区别与关联是什么?
2. 如何理解医学信息学的基本概念?
3. 阐述医学信息标准化的意义。
4. 常见的国际著名医学信息标准有哪几个?
5. 主要的信息检索技术有哪些?
6. 阐述逻辑与(AND)、逻辑或(OR)及逻辑非(NOT)的含义与作用。
7. 医学信息系统的特点有哪些?

第二章　医院信息系统

第一节　医院信息系统概述

一、医院信息系统的定义

按照学术界公认的美国Morris Collen教授所给的定义,医院信息系统(hospital information system,HIS)是指利用计算机和通信设备收集、存储、处理、访问和传输所有与医院相关的患者医疗信息和医院管理信息,以满足所有授权用户的功能需求。

2002年我国卫生部颁布的《医院信息系统基本功能规范》指出医院信息系统的定义是:"医院信息系统是指利用计算机软硬件技术、网络通信技术等现代化手段,对医院及其所属各部门的人流、物流、财流进行综合管理,对在医疗活动各阶段中产生的数据进行采集、存储、处理、提取、传输、汇总、加工,生成各种信息,从而为医院的整体运行提供全面的、自动化的管理及各种服务的信息系统。"

从上述定义可以说明,HIS是现代化医院的基础设施、支撑环境和管理方式。HIS直接服务对象是医院以及医院授权用户——各级管理人员和医疗护理人员,HIS直接管理的是在医院流通的所有信息。HIS的基本构成至少应包括:医院数据存储功能(数据库),医院数据输入、提取、编辑功能(应用程序),数据通信功能和用户应用设备。

二、医院信息系统的范畴

医院信息系统的范畴,我们可以从两个角度去认识,第一是功能特性,第二是功能对象。

首先,从功能特性来分析,通常我们将针对医院一些共用功能的程序,例如患者的一般信息、费用信息、物资信息、人员信息等一致公认地归入HIS范围,它们是医院信息管理的基础;而将针对某一专业或专科内部专用功能的程序,例如"医学影像存储与传输系统(PACS)"、"实验室信息系统(LIS)"、"电子病历(EMR)"、"临床决策支持系统(CDSS)",这样一些庞大、复杂、专业性突出又自成一体的信息系统是否归入HIS,持有质疑。因为无论从硬件设备、软件技术还是管理规范,无论从资金投入、实施时间还是人员培训,打造一个包罗万象的一体化的医院信息系统都是难以实施的。事实上,HIS与医院外部的信息系统,如社区卫生信息系统、区域卫生信息系统的通信与共享日益发展,划分HIS的范围界限将越来越困难。因此,我们常将那些由共用功能程序组成的HIS称为狭义的或核心的HIS,而将那些包含了所有共用和专用功能程序的HIS称为广义的或理论上的HIS。

其次,从功能对象来分析。第一类主要是针对医院"人流、物流、财流"进行的经济管理和医疗事务管理,我们称之为"医院管理信息系统"(hospital management information system,HMIS),包括患者的出院、入院、转院管理,费用管理,药品物资管理,医务人员管理等,它与我们前面所述的狭义HIS相同。另一类主要是针对患者本身的临床医疗护理管理,我们称之为"临床信息系统"(clinic information system,CIS)。CIS是指利用计算机软硬件技术、网络通信技术对病人临床医疗信息进行采集、存储、处理、访问和传输,支持医务人员医疗活动,提供临床决策支持,以病人为中心,以提高医疗质量为目的的信息系统。因此临床信息系统是一个由不同医学专用功能程序组成的、宽广的领域,它包括医学影像存储与传输系统、实验室信息系统、电子病历……随着医学和计算机科学的发展,新的系统还会不断产生。

三、医院信息系统的发展

(一)国外医院信息系统的发展

20世纪50年代中期,美国开始将计算机应用于医院财务会计管理,并进一步实现了部分事务处理,逐步形成医院信息系统。

美国HIS的发展经历了探索阶段、发展阶段、成熟阶段和提高阶段。

(1)探索阶段(20世纪60年代初期至20世纪60年代末期),随着计算机在医院的应用,美国开始对HIS的研究开发。最初是事务处理系统和收费系统,以适应医院内部管理和医疗保险制度的要求;以后HIS扩展到病人诊断、医嘱管理、护理计划等方面。著名代表是麻省总医院开发的COSTAR (computer stored ambulatory record),可以提供财务、事务和医疗的信息管理功能。

(2)发展阶段(20世纪60年代末期至20世纪80年代中期),美国开发了能覆盖全医院的HIS,管理范畴明显扩展。该期间SNOMED(1965年)、ICD-9(1966年)、ICD-9-CM、DRG、DICOM(1985年)等标准的颁布,极大提高了HIS的水平。1985年美国全国医院数据处理工作调查表明,100张床位以上的医院,80%实现了财务信息管理,60%支持挂号登记和事务管理,25%具有了完整的HIS。

(3)成熟阶段(20世纪80年代末期至20世纪90年代中期),发展的重点指向临床信息系统方向,如实验室系统、医学影像系统、重症监护系统等,其目的是提高临床的医疗质量。该阶段HL7(1986年)、UMLS(1989年)、ICD-10(1992年)的颁布都对HIS的发展产生深刻的影响。

(4)提高阶段(20世纪90年代末期至今),该阶段医院信息管理向临床医疗管理进一步发展和提升,如电子病历、临床决策支持系统,并重新对HIS功效进行评价。HIS的规模也更大、更完善,例如哥伦比亚大学附属医院1 100张床位,有终端工作站6 000多台。密歇根大学Care Web虚拟病历系统已向1万多名医务人员开放。又如2002年年底建立的第一个数字化心脏医院——印第安纳心脏病医院,其信息系统开发费用达1 500万美元。

欧洲HIS的发展自20世纪60年代开始,国家投入大,发展极为迅速。建立区域协同性的HIS是其特色,例如丹麦的Red System管理66所医院,目前多国参与的欧盟HIS工程业已启动。以病人为中心的HIS是其另一特色,典型代表有瑞士日内瓦的Cantonal医院、荷兰的Leiden大学医院、丹麦的Kommunedata系统等。

日本HIS的发展自20世纪60年代开始,发展速度快,研究深入细致。其特点是投资规模大,专业学术团体和专家作用显著,注重临床信息系统开发。日本政府已从法律上承认电子病历的合法性。

(二)我国医院信息系统的发展

我国HIS的发展经历了萌芽和起步阶段、提高阶段和快速发展阶段。

(1)萌芽和起步阶段(20世纪70年代末期至20世纪80年代中期),1978年南京军区总医院首次引进DJS-130小型机,进行了对HIS的最初研发,1980年后北京积水潭医院、北京协和医院、解放军总医院相继开始HIS的研制与应用。早期仅是单机单任务的信息管理,如窗口挂号、收费管理等,以后逐步发展为以职能部门业务为主的信息系统,如药房管理、病案首页管理、门诊收费管理等。虽然这些系统各自独立,难以实现全院的信息共享,但却积累了经验,培养了人才。

(2)提高阶段(20世纪80年代中期至20世纪90年代中期),国家卫生部和总后卫生部开始引导和主持了HIS开发,将其分别列入"八·五攻关课题"和"金卫工程'军字一号工程'",基于局域网的,多机、多任务、多业务功能的,全院互联互通的,以医院事务管理为中心的HIS逐步形成。但是,由于HIS成熟度不够,加之众多医院同时引入HIS,使该阶段的HIS的研发存在低水平重复开发的问题。该阶段典型的范例有1995年卫生部医院管理研究所依托国家"八·五攻关课题"开发的"中国医院信息系统"、解放军总后卫生部主持开发的"军字一号工程"的"军慧医院信息系统"。

(3)快速发展阶段(20世纪90年代末期至21世纪初),在新世纪之交我国推行了"城镇职工医疗保险制度",作为它实施基础的HIS被提到刻不容缓的议事日程，原来对HIS持观望、犹豫的医院毅然纷纷上马，原来低水平的HIS被迫升级换代，从而引来了我国的HIS快速普及发展阶段。2002年卫生部召开全国卫生信息化工作会议，重新修订颁布《医院信息系统基本功能规范》，它进一步促进了HIS的规范化、标准化和完整性。该阶段HIS发展的另一个显著特点便是开始面向临床信息系统范畴，RIS、LIS、PACS、NIS、手术麻醉系统、合理用药系统、远程医疗等信息系统快速崛起，并推广应用。HIS在事务管理的广度和深度上也有进一步拓展，例如分诊(排队叫号)系统、医院成本核算系统等纷纷引入医院。

近几年来HIS的热点为电子病历、医疗质量管理、无线与移动技术应用等。同时，随着社区卫生信息服务和区域卫生信息服务的兴起，HIS的功能将延伸到医院以外的更广阔领域。

四、医院信息系统的信息处理层次

医院信息系统面临着"以患者为中心"的临床诊疗信息处理体系(CIS)和"以提高现代化管理及服务为中心的"管理决策信息处理系统(MIS)两大交互体系。有专家称之为"双塔模式"，如图2-1所示。

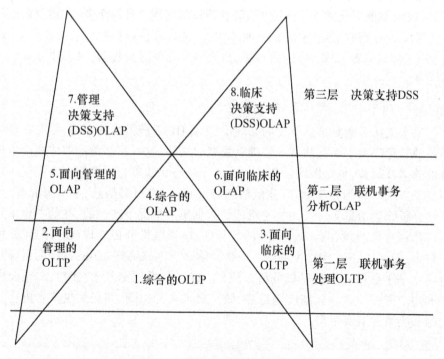

图 2-1 医院信息系统层次结构图

从信息处理功能和服务对象上来划分，可以分为8个单元或3个层次，下面从3

个层次方面加以介绍。

（一）基础层次，联机事物处理层次（OLTP）

联机事物处理层次（on-line task press，OLTP），从概念上讲应该包含HIS系统中各个子系统模块的源数据收集功能，作用是完成HIS中所有基本数据的采集、标准化转换、存储、加工、数据共享和传输等工作。另外由于每种原始数据的服务对象及最终目的不同，因此数据彼此之间既有关联度高，又有数据流向错综复杂这一医学信息独有的特点。这个层次工作的好坏是完成后续工作的基础和保证，又因为该层次直接面向患者和医护人员（面向具体事物），数据量大、涉及面广，效益和效率反映突出，因此建设HIS时一般多从这一层次开始。

（二）中间层次，联机事物分析层次（OLAP）

联机事物分析层次（on-line analysis press，OLAP）属于中间层次，这个层次的主要功能是HIS系统的信息加工处理。该层次工作能最大限度地体现全程数据监控的处理能力和水平。在计算机中对联机事物进行处理和分析，实现用户对信息处理的要求，生成业务数据库，早期HIS中由于没有采用数据仓库技术，直接进行多个数据库表文件（电子病历、处方、日报表、月报表、季报表、年报表等）的复杂查询，不仅效率低下且影响了DSS决策信息处理的实现。目前众多的HIS中采用了与业务数据库分离的数据仓库技术，实现OLAP层对海量数据的复杂查询需求，真正解决了"数据丰富，知识贫乏"的状况，高效率地处理海量数据，快速地分析生成有用信息。

（三）高端层次，决策支持层次（DSS）

决策支持层次是信息处理的高端层次，是HIS系统的指挥中心，是在管理信息系统的管理决策子系统的概念基础上发展起来的。这一层次最能够体现出信息系统的效率及效益，也是医院最高管理层最为关心和依赖的决策信息提供层。决策信息是在处理包括临床诊疗、住院信息、药品与卫生材料信息、手术与麻醉信息、统计分析管理信息等庞大而快速增长的数据集的情况下产生的。往往考虑采用先进的数据仓库技术（data warehouse）为基础，结合联机分析处理（OLAP）和数据挖掘技术（data mining，DM）为手段的一整套解决方案来实现。DSS设计的目标是通过建立基于数据仓库的联机分析系统（OLAP）、数据挖掘技术（DM），实现面向任务和用户需要的某一领域问题趋势，做出对未来的预测，并提供决策者进行正确判断和决策的事实依据。

第二节 医院信息系统的结构与功能

一、功能范围及划分

医院信息系统的功能范围很难有一个精确的界定。首先是因为它太庞大了,从门诊到住院部,从临床到医技,从医疗到后勤,从文字到图像,无所不有。其次是因为医院信息系统在不断地发展,在应用的广度上,从最初的病案首页管理到病人的入院、出院、转院,再到现在的病人医嘱、病历、检查申请的计算机处理,代表着医院信息系统不同的发展阶段。在应用的深度上,以心电图信息的管理为例,系统可以从简单的仅仅管理文字报告,发展到文字图形一并管理,再发展到计算机诊断,系统的内涵及深入程度完全不同。

医院信息系统功能的划分也不具有很清晰的脉络,因为分类的原则不统一。事实上,医院信息系统的各功能模块都是面向特定的业务设置的,不管你如何划分或者对某个模块如何称呼,它的业务本质是不会改变的。由于各业务之间信息共享的需要,我们往往用不同的视线去串联医院信息系统的各功能模块,于是就产生了不同的系统分类方式。就某个具体的模块而言,它往往同时处于不同的轴线上,模块之间的连接关系是网格化的或者是立体化的。如检查预约登记系统,它既是检查信息管理的组成部分,又负责检查项目的计价业务,是收费系统的组成部分;住院药房管理系统既是药品管理系统的组成部分,又是住院病人管理的组成部分,还是住院病人收费系统的组成部分。

二、各系统功能简介

医院信息系统的结构如图 2-2 所示。

（一）门诊管理系统

1. 病人主索引子系统

每个病人的自然信息在整个医院信息系统是高度共享并统一管理的,每个病人在信息系统中要有一个唯一的编号来标识,并且终生不变。病人的这个标识号和自然信息一起称为病人的主索引。这个子系统负责病人自然信息的登记、病人识别号的分配和查询。该系统要保证每个病人有一个唯一的标识,既要保证识别号不被重复使用,又要保证一个病人不能使用多个号。

2. 挂号预约子系统

挂号是病人在门诊就诊的入口。该系统主要为后续系统提供病人信息和完成门诊工作量统计。它与门诊医生工作站联合使用,负责建立病人的就诊队列。该系

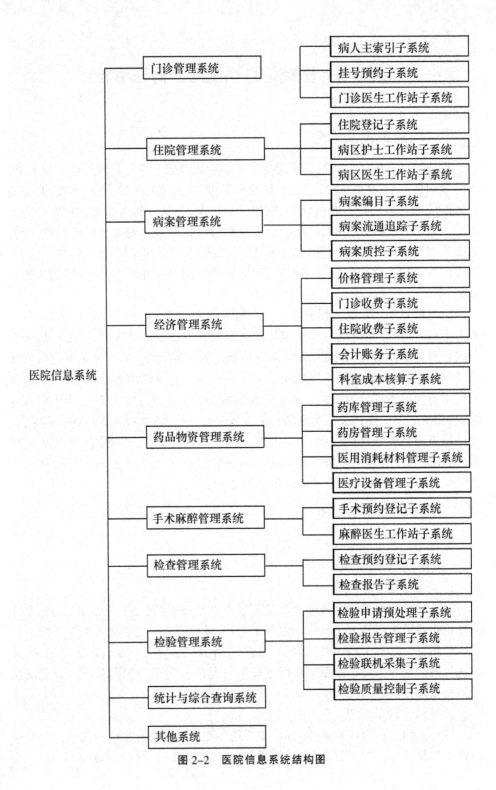

图 2-2 医院信息系统结构图

统同时支持预约挂号功能,一些较为复杂的系统还能提供电话语音自动挂号或者网上挂号业务。

3. 门诊医生工作站子系统

该子系统是门诊医生记录和查看病人信息的工具。提供下达各类医嘱(处方和检查、检验申请),记录病人病情,查询检验报告等功能。通过提供针对各类典型疾病的处方模板、病情记录模板,加速医生记录速度,起到取代病历本的作用。通过提供病人的检查报告、历史诊疗信息,方便医生就诊。通过医嘱的传递,为执行科室和收费部门提供信息。

(二)住院管理系统

1. 住院登记子系统

该子系统以住院登记处为使用对象,目标是为整个住院系统提供病人住院信息,为住院处安排病人住院服务。系统为候床病人建立候床病人队列。通过提供全院的床位占用信息、各病区的病人出院预告信息,为安排病人入院提供方便。经过登记后的住院病人,其信息转给病区护士进行入科处理。

2. 病区护士工作站子系统

该子系统以病区护士的日常工作为中心,支持病房床位管理、医嘱处理、计费等工作。为全系统提供病人的入(入院)、出(出院)、转(转科)信息;为护士生成各种执行操作使用的执行单,避免了重复转抄;辅助护士记录病人的护理诊断、病情、体征等信息,提高护理文书处理效率;对在病房发生的医嘱之外的费用通过病人计费功能记账。

3. 病区医生工作站子系统

该子系统重点围绕医疗工作,以提高医生的工作效率和医疗质量为目标,提供医疗文书处理工具,实现病人信息汇集。医嘱录入功能可帮助医生快速准确地下达医嘱。申请(检查、检验、手术、输血等)发送和报告反馈功能可在医生和执行科室之间建立起电子化信息传递通道,并可以通过多种直观的方式展现报告内容。病历编辑功能,配合模板、词库等手段可以极大地提高医生书写病历的效率。医生还可以通过病历检索和查阅,查找某类疾病的相关病例供学习参考。其内置的与医疗相关的知识库,如用药指南、医疗常规等,不仅是电子手册,还可以智能地应用到医生下达医嘱和医疗方案的制订过程中,总结病种的医疗经验,形成医生工作站中规范化的"临床医疗途径",可以指导医生为不同的疾病提供规范化的医疗处理。

(三)病案管理系统

1. 病案编目子系统

该子系统是辅助病案管理人员对每份病案按照疾病、手术分类标准(如ICD)

进行分类,为病案的分类检索提供服务。系统功能包括:①病案首页中分类和摘要信息的录入;②病案检索功能根据疾病和手术分类以及病人的其他条件组合,检索符合条件的病案记录。

2. 病案流通追踪子系统

该子系统对病案本身在医院内部的流通进行追踪管理。系统功能包括:①病案的借阅管理,对病案的借出和归还进行登记;②病案的流通登记,在病案流动所经过的各环节上追踪登记;③病案的追踪,可以查询病案当前所在的位置。

3. 病案质控子系统

该子系统主要对病案管理质量进行监控,对该部门工作人员进行考核。

(四)经济管理系统

1. 价格管理子系统

该子系统用于整个信息系统的收费价目表的维护管理。通过价格管理子系统,价格管理人员可以设置和取消收费项目;对收费项目调价;对收费项目的价格进行核算和辅助定价。

2. 门诊收费子系统

该子系统为门诊收费人员提供划价和收费服务。收款员录入需收费的项目名称和规格,系统自动划价,打印收据;可以对已收费退款;每日收费完毕,收款员可以通过汇总统计当日收款数。收费子系统可对不同的人群进行设定和执行不同的收费方案,能处理医疗保险病人的收费。

3. 住院收费子系统

该子系统用于对住院病人在院期间发生的医疗费用划价和汇总,达到准确计费、避免调费的目的。系统功能包括:①完成预订金的收、退、催、补;②对长期和临时医嘱的自动划价;③对发生在各执行科室的费用收集汇总;④对病人住院期间的费用汇总,进行出院结算;⑤对欠费出院的病人进行登记;⑥每日汇总收款合计。

4. 会计账务子系统

该子系统可实现会计账目信息的管理,为医院的经济管理提供信息。通过转记账可以从收费系统或其他系统自动生成记账凭证, 也可以手工录入记账凭证;根据账目信息, 自动生成医院会计制度要求的各类反映医院经济活动的报表;在账目管理基础上,实现院级成本核算。

5. 科室成本核算子系统

该子系统的目标是对医院内部各科室的成本和效益进行考核评估。系统功能包括:①对各科室的各类成本按规定的算法进行计算和分摊,也可以对特定人群(病人)的成本进行分摊;②根据收入项目和设定的分配算法,对各科室的收入进行统计。

(五)药品物资管理系统

1. 药库管理子系统

该子系统的目标是做好药品的库存管理，为医院信息系统提供药品字典信息。药品出入库功能，除了手工录入外，与药房子系统联用，可以在网上接受申请和发送清单；药品库存管理功能，通过有效期及批次管理，可以有效地防止药品过期；可以为药品库存设置库存上下限控制，由系统辅助管理人员确定合理的库存水平，生成采购计划；严格药品字典和价格管理，为医院信息系统提供药品、名称、价格等相关信息。

2. 药房管理子系统

该子系统以药房库存管理和药品调配工作为目标，提供出入库管理、处方处理、摆药处理等功能。通过与药库子系统联用，可以实现网上请领与入库处理；与病房系统连接，实现药物医嘱处理、审核，生成摆药单；与门诊系统连接，实现处方的网上传递；辅助药师审核、发药。

3. 医用消耗材料管理子系统

该子系统的目标是做好耗材库房管理。系统功能包括：①消耗材料库存管理功能，提供库存量查询功能；②科室材料成本统计功能，为科室成本核算提供数据。

4. 医疗设备管理子系统

该子系统为用医疗设备器械的跟踪管理和库存医疗设备器械的管理服务，为医院和科室成本核算提供数据。对库存设备器械，提供出入库管理、库存设备器械查询等功能；对用设备器械建立追踪档案，提供设备折旧成本计算；为院级核算和科室级核算提供数据。

(六)手术麻醉管理系统

1. 手术预约登记子系统

该子系统可帮助手术室安排手术,对手术病人计价。通过手术预约安排,对病房医生提出的手术预约申请,安排手术护士进行必要的准备;手术完成之后,对手术信息进行登记并对手术费用计价;在手术登记的基础上,通过手术工作量统计,可以统计生成各科或各医生的手术工作量。

2. 麻醉医生工作站子系统

该子系统一般包括手术前、术中和术后三方面功能,分别针对麻醉医师三个阶段的需要。术前,麻醉医师可以查阅病人病历、各种检查的检验结果,了解病人的病情;术中,可以与监护设备连接,自动采集病人体征信息,输入麻醉信息,形成麻醉记录;术后,为麻醉医师总结麻醉过程服务。

(七)检查管理系统

1. 检查预约登记子系统

该子系统以安排检查申请、对病人检查项目计价为目标。与医生工作站连接,通过检查预约功能,对医生工作站申请安排检查时间;当病人到来时对已预约的申请进行确认并对检查项目进行计价。

2. 检查报告子系统

该子系统为检查科室的医生书写和管理报告提供工具。在报告编辑中,通过模板、词库等方式,提高医生录入报告的效率,检查科室医生可以通过系统查询病人病历和其他专科的检查检验结果,从而提高诊断的准确性。

(八)检验管理系统

1. 检验申请预处理子系统

该子系统与医生工作站连接,对网上传递的申请与标本一起排工作单号;对手工申请则直接录入。同时,对住院病人自动进行计费,增强计费准确性,有效地避免漏费。

2. 检验报告管理子系统

该子系统通过对检验报告的管理,及时准确地为临床反馈报告。对于手工完成的检验项目由手工直接录入;通过优化检验科室的工作流程,大大提高检验工作效率;通过报告审核,与病人历次检验结果对比,提高报告的质量。

3. 检验联机采集子系统

许多自动化检验仪器都有数字化检口。对这些仪器产生的报告,可以通过接口直接采集结果,从而大大地提高工作效率。采集系统一般支持多种接口,可以与不同厂家、不同设备相连接。

4. 检验质量控制子系统

该子系统对检验仪器提供质量控制功能,对质控结果追踪记录,从而提高整体检验质量。

(九)统计与综合查询系统

统计与综合查询系统主要面向各级管理人员提供各类业务数据。统计数据一般包括实时数据、日统计数据、月统计数据等。统计数据可以按科室、按内容、按时间等多种方式展示、对比。除了常规固定的统计功能外,信息系统还围绕特定的管理目标提供数据的利用分析,如单病种管理、科室医生工作质量评价等。

除了上述系统外,医院信息系统还包括病人营养膳食管理、血液管理、人事管理、后勤管理等系统,这里不再一一叙述。

第三节 医院信息系统的技术基础

医院信息系统的实现和发展离不开计算机技术。一些新的、现代的计算机技术,如计算机网络技术、数据库技术、数据仓库和数据挖掘技术被广泛应用于医院信息系统,并在医院信息系统建设中起到了重要作用。

一、计算机网络技术

(一)Internet和Intranet技术

Intranet是指将Internet技术应用于企业或部门的内部专用网络。HIS采用了Intranet技术的局域网,用以实现医院内部的各项信息管理功能。医院同时也应用Internet技术去实现HIS与外部系统的互联,如城镇职工医疗保险系统、社区卫生服务系统、远程医疗等。HIS还利用Internet技术实现网上药品集中采购、网上挂号、网上医疗信息查询等功能。

(二)网络数据的传输速度

网络数据传输速度有时也称为网络的带宽,是指单位时间可以通过网络传送的数据量,例如有10 Mbps、100 Mbps、1 000 Mbps等不同的规格。主干网较高的传输速率可以解决客户机/服务器体系结构中服务器与网络数据交换的瓶颈问题。一家三级甲等医院可能包含了数千台计算机终端,传递的信息有文字、数字及图像,所以主干网要求1 000 Mbps的较高传输速率,以处理图像为主要任务的工作站(如放射科)要求100 Mbps以上的速率与服务器进行数据交换,而仅以数字和文字为主要任务的工作站,10 Mbps的速率即可满足需求。

(三)网络通信方案

网络的通信方案主要有4种:以太网(ethernet),快速以太网(fast ethernet)、光纤环网(fiber distributed data interface,FDDI)和ATM(asynchronous transfer mode)。目前, 医院广泛采用快速以太网技术, 可将服务器与主交换机之间连接构成100/1 000 Mb的主干网,而工作站与集线器的连接采用10/100 Mb以太网。这种经济实用的组网技术将来可以容易过渡到ATM/快速以太网混合网路。

(四)网络设备和传输介质

网络由网络设备和传输介质构成。传输介质包括双绞线、同轴电缆、光纤、无线介质等。目前医院局域网主要采用的光纤,其传输距离达2 000 m以上,抗干扰、抗雷击性能好,多用于主干网。双绞线、同轴电缆传输距离100 m,价格较低,用于楼内布线。

网络设备通过介质将计算机连接到一起,常用的网络设备有集线器、交换机、路由器等。集线器可将多台设备互联共享通信介质,但同一时刻只能有一台设备发送数据。交换机所连接的多台设备却都可以在任意两者之间同时进行通信。路由器主要用于两个网络之间的互联,例如医院网络与医疗保险网的连接。

(五)网络的拓扑结构

由网络设备和传输介质可组成不同的网络拓扑结构,一个设计周密、完整、合理、先进的拓扑结构是网络能够平稳、可靠、安全运行的前提。目前医院大都采用星形结构。如图2-3所示为最基本的HIS网络拓扑结构示意图。

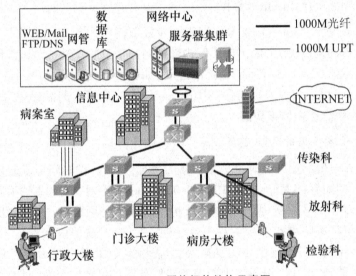

图 2-3　HIS 网络拓扑结构示意图

二、数据仓库和数据挖掘技术

(一)数据仓库

20世纪90年代初,W. H. Inmon提出了"数据仓库"的概念,数据仓库就是面向主题的、集成的、相对稳定的、反映历史变化的数据集合,用以支持经营管理中的决策制定过程。数据仓库是一个环境,而不是一件产品,提供用户用于决策支持的当前和历史数据。这些数据在传统的操作型数据库中很难或不能得到。数据仓库技术是为了有效地把操作型数据集成到统一的环境中,以提供决策型数据访问的各种技术和模块的总称。所做的一切都是为了让用户更快、更方便地查询所需要的信息,为决策提供支持。

数据仓库在应用于HIS时,在对业务报表分析方面,面向医院各级领导提供统计分析报表,实现全方位查询、检索,主要有病人信息查询、费用查询、电子病历查询、药品查询、门诊科室工作量统计、门诊科室收入分析、病区各种费用收入情况、病区床位使用情况、出院病人费用情况;还可以查询全院及各部门人员基本情况、各类专业医护人员和行政人员的组成结构,查询每位员工在院完成工作量信息及各月出勤情况等。

作为医院的决策层,不仅需要宏观的、汇总的数据,往往还需要明细的数据。他们往往要求综合查询系统可以实现由大到小、从粗到细,分层逐级地得到各类信息,使医院各级人员从不同角度了解到医院各部门的情况。

(二)数据挖掘

数据挖掘是以数据仓库为基础的一种数据分析技术。它与数据仓库相结合实现决策支持。数据挖掘是要对多张关系表中的成千上万条记录进行数据分析和信息综合,作分片和分块、向下细化和向上综合的操作,并将结果用可视化方式显示。数据挖掘是基于人工智能(artificial intelligence, AI)、机器学习、统计学等技术,高度自动化地分析原有数据,做出归纳性的推理,从中挖掘潜在的模式或行为,以帮助决策者做出正确决策的过程。数据挖掘利用人工智能中的一些成熟的算法和技术作为发现知识的方法,如人工神经网络、决策树、规则推理等,利用关联分析、分类分析、聚类分析等作为数据挖掘的分析方法。数据挖掘实际是多种算法的统称。

伴随着数据库技术的发展,数据仓库与数据挖掘技术作为一种解决方案,成为医学信息技术领域重要的研究方法,必将为管理决策、科学研究带来很大的方便和可观的效益。

三、系统集成

随着信息技术的发展,医院对信息的需求也是不断扩展的,加之HIS的复杂性,决定了任何一个HIS厂商不可能提供一个医院所需要的全线产品。因此,在医院环境下,集成不同厂商的产品就成为必然。国内HIS的开发,大多没有遵循什么标准,因此选择医院信息系统的集成方法就变得非常重要。目前,国内HIS的集成方法主要采用字典和数据表的耦合以及组件的相互调用,采用点对点的方式实现信息系统的集成,这给异构模块众多的HIS集成带来了信息安全隐患,同时加大了HIS集成的复杂度和工作量。

(一)选择集成方法的依据

在医院环境下,异构系统的集成,主要依据以下参数进行权衡:①集成方法的可扩展性;②集成方法的效率;③集成方法的复杂度;④集成方法的复用性;⑤集成方法的通用性;⑥集成方法的灵活性;⑦集成方法的安全性;⑧集成方法的成本。

理想的集成方法应该具有以下特点:集成效率高,复杂度低且安全稳定,可以重复使用,并且具有通用性和灵活性,同时可以尽量降低成本。当然,要同时兼顾这些特点是很困难的。

(二)集成模型

信息系统的集成主要以某一个或几个集成模型为基础,提出最优的集成方法,均衡各项集成指标,使得系统集成达到各指标最优。所谓集成模型,是指一种用来集成软件的特定方法和结构,它定义了集成的特性和机制,并由此决定如何将应用系统集成在一起。集成模型主要是在表示层、数据层及功能层这三种层面上实现。

1. 表示层集成模型

表示层集成模型是一个面向用户的集成,使用一个标准的界面来替换老系统的终端窗口和PC图形界面,新的表示层需要与遗留系统的商业逻辑进行集成。

2. 数据层集成模型

数据层集成模型是从数据层面入手,以共享数据为前提,实现信息系统的集成。

3. 功能层集成模型

功能层集成模型是在业务逻辑层上完成集成的,而业务逻辑层界于显示界面和数据层之间。基于中间件技术的集成方法就属于该模型的应用。

(三)集成方法

1. 点对点(peer to peer)集成方法

在医院信息系统集成方法中,点对点的集成是一种最常见的集成方法。因为它的优点是简单易用,实现效率高,同时它可以在集成模型的任意层面上实现。但体现这种优点的前提是医院使用的信息系统来自少数几个IT厂商。然而,IT技术日新月异,一个医院的信息需求是不断扩展的,一旦来自不同厂商的HIS系统达到一定数量,这种集成方法就明显显示了它的弱点。

假设,有 N 个厂商的系统需要介入同一家医院,他们的产品都要在医院相互集成,则该医院需要有 $N \times (N-1)$ 个接口需要设计(接口是双向的),即如果有8个不同的系统,则需要56个接口。对于每个厂商每个医院都要和 $N-1$ 个其他厂商打交道, M 家医院要开发 $M \times (N-1)$ 个接口。显然,此时集成的复杂度太高,接口过多,每增加一个应用系统,集成复杂度上升一倍。

可见,点对点的集成方法只可以满足那些需要集成的、应用系统数量少的医院,而无法满足医院信息系统应用数量多的医院,因为在此基础上每增加一个应用系统,集成都会导致复杂度过高,成本太高的后果。

2. 数据共享(data sharing)的集成方法

目前,数据共享的集成方式是很多厂商和医院愿意采用的集成方法,它属于集成模型的数据层集成模型的应用。数据共享集成是以数据共享为基础,应用系统双方彼此通过直接或者间接的方式读写对方的数据。

数据共享集成方法的优点是比较容易实现,对于少数几个应用的系统集成来说实现效率比较高,不需要编写太多的代码;但它的最大弊病是不能保证系统的安全性,扩展性差,如数据结构一旦变化,集成就会被破坏,不易扩展,同时这种方法仅适用于应用数少的医院信息系统集成。另外,数据共享集成与点对点集成方法的缺陷一样,如果是医院信息系统应用数量很多的医院,需要共享的数据表就会太多,此时集成的复杂度就会成倍上升,而难于达到集成的目的。

该方法比较适用于基于主题数据库设计的HIS系统。所谓主题数据库设计就是指同一家医院主要采用一家厂商开发的HIS系统,主要基于集中数据库的设计,数据高度共享,基本上不需要与其他厂商的HIS产品集成。当第二个厂商的应用系统需要加入时,采用数据共享的集成方法应该是比较容易实现的,因为只需要相互共享对方的数据库,简单地进行相互调用即可实现相互集成。

3. 基于数据仓库(data warehouse)技术的集成方法

对于医院来说,数据仓库集成方法的目的比较单一,主要是为了从多个信息源综合数据进行分析和决策。从医院各部门使用的不同数据源中归集数据,按照一个集中、统一的视图要求,进行数据抽取,进而生成数据副本,转换成符合数据仓库的模式,并存储在数据仓库中,达到集成的目的。

同样,数据仓库集成方法属于数据层集成模型的应用。它的优点是便于进行联机分析处理和数据挖掘;缺点是数据冗余存储,信息同步问题难以及时更新,各数据源需要提供统一的视图模式,且数据仓库集成方法目的单一,因此,不适用于解决当前医院内异构系统之间需要相互通信的所有集成问题。

4. 基于broker的集成方法

基于broker集成方法也是医院常用的一种集成方法,它有些类似于数据共享集成方法,同样都属于数据层模型的应用。broker集成方法以第三方数据共享为基础,其中一个或几个应用系统需要将数据存储在自己的数据库中,同时再以broker的形式批量地存储到"共享数据池"中,以备其他应用系统可以直接读取"数据池"中的数据,实现相互集成。这样的集成方法可以避免直接共享数据,保证了系统的安全性;但它的不足之处在于,需要冗余存储,只限于少数几个异构系统之间的集成使用,如果应用系统太多,同样面临着数据共享集成方法的缺点,复杂度过高,不可维护。

5. 基于中间件(middleware)技术的集成方法

中间件是一种独立的软件系统或服务程序,位于操作系统和应用层之间一个软件层,它向各种应用软件提供服务,使不同的应用进程能在异构平台之间,通过网络互相通信,为应用程序提供连接和协同工作的功能。中间件技术在集成中越来越重要,也成为医院信息系统集成中最常用的方法之一。

常见的几种中间件技术集成方式有:数据访问中间件、远程过程调用中间件、分布式对象技术中间件、交易管理中间件、应用服务器中间件、面向消息的中间件。

中间件集成方法主要属于功能层模型的应用,它可以用于解决多种类型的集成问题,如数据一致性集成、多步处理集成、即插即用集成。但与点对点的集成方式相类似,中间件平台需要凭借高度专用化资源方可发挥出其所具备的潜在效率。此外,其所创建的集成接口同样具有紧密相关性,它是将信息与内部工作机制绑定在一起,从而成为连接相互依赖又相互封闭系统体系结构的另一种表现形式。可见,目前医院信息系统所遇到的集成问题,不是使用一种中间件技术就可以解决的,需要综合考虑并采用多种集成方法相互结合的解决方案。

6. 基于HL7标准的可扩展的统一集成平台

正像XML成为IT信息交互的标准一样,HL7是当前国际医院信息交换的标准,因此完全可以采用基于HL7标准,建立可扩展的统一集成平台。

可扩展的集成平台可以采用微软BizTalk accelerator for HL7(BTAHL7),也可以用IBM的HAI解决方案。它们的原理大致相同,主要工作在于将各系统的接口暴露出去,让集成平台完成各系统之间的消息交换。而消息可以是标准的HL7消息,也可以是非标准的HL7消息,如XML格式、平文件格式等。所有消息通过一定格式送入集成平台,集成平台将发布的消息转换为订阅者所要求的格式消息,传递给订阅者。

作为医院信息系统的集成,最需要考虑的就是集成的可扩展性,即实现信息系统的无限扩张,这是医院信息系统发展的趋势。所有应用对于自己都应该是独立的,所有新、旧系统将来都是独立的,所有模块都因为统一集成平台而解放。基于统一的集成平台,任何模块都可以加入进来,他们之间只有标准的消息传递,通过消息触发事件,不需要知道对方在做什么,约束对方做什么,只要对自己的事情做出决定即可。这样所有需要加入的模块,所有需要更新的模块都可以很成功地完成,因为他们之间只有消息关系,没有直接的牵连关系。增加一个模块,只是在各应用内增加一些对应的消息事件,不需要修改应用程序,即实现软件的即插即用。

可扩展的统一集成平台的最大优点体现在它的可扩展性上。在该方案下,任何一个系统的下线或者上线不会直接影响到其他系统,对于多个应用系统间的集成复杂度明显降低,同时采用HL7标准定义了应用系统之间的交换信息标准,不干涉应用系统内部的平台及数据源问题。因此,HL7对于异构系统的集成效果显著,从长远角度看,采用基于HL7标准的集成方法可以明显降低集成成本。

但是,国内基于HL7标准开发的应用程序还比较少,要将已经应用于医院的信息系统重新开发以符合HL7标准,这种做法是不可能的,因此这对于医院内现有系统的集成是一个挑战,如何解决现有系统与集成平台的通信问题是需要研究的一个课题。

四、网络存储技术

医院信息系统的核心是数据库技术。数据库依赖于存储技术。问题的核心是无论何时与何地都能够及时获得所需要的信息,无论这些信息存在何地,也无论这些信息有多大。

(一)存储容量

存储容量的飞速增长是存储技术发展的推动力。当医院的数字化数据仅仅是M的数量级时,数据的安全性就是磁盘的安全、可靠。当一体化的医院管理信息系统使得数字化数据增加到G的数量级时,磁盘阵列、RAID、磁带机备份成为必备的技术设备;而临床信息系统和影像信息系统的应用,使得医院数字化信息量上升到T的数量级。几乎一切面对企业级数据管理的高端数据存储技术设备都会进入医院信息系统的视野。

(二)数据获取能力

医院信息系统是一个典型的联机事务处理系统,其频繁的数据操作,特别是在高峰时段内多个应用对同一个数据表/池(pool)进行插入和修改的操作大量发生,使系统运行效率问题显得格外突出。影响系统运行效率的因素既多又复杂,包括应用/系统软件的效率、CPU的处理能力、负载平衡、网络带宽等,而网络环境下的数据获取能力经常是全系统运行效率的瓶颈。当收费、医嘱处理等小数据量的短作业尚在抱怨系统响应时间长时,要为数百位临床医生加上动辄数兆、数十兆的影像获取能力,而且要在几十秒内开始屏幕显示,这对IT技术是多么严重的挑战。高端的数据存储技术,包括光纤通道、NAS、SAN、虚拟网络存储和内存虚拟磁盘技术等,都会很快进入医院信息系统市场,并获得可观的份额。

数据获取能力除了效率问题外,还有一个方便性的问题。医院信息的复杂性决定了它一定是一个分布式的多数据中心的体系结构。当前存储解决方案存在的缺点之一,就是软件(操作系统和应用程序)利用一些已经过时的规则来确定将数据存储在何处,软件需要详细说明才能确定存储位置,这通常需要结合网络标识和分层路径。一家公司可能在网络中拥有大量存储空间,但这些空间常被分隔成不连续的存储池,每个存储池的管理和存取方式又各不相同,为了解决运行效率和海量数据长期存储的矛盾,医院PACS系统往往会采取非常不同的、复杂的存储技术把影像数据划分为在线存储、中期存储和远期离线存储。这又大大增加了数据导入、数据获取、数据迁移和数据备份的复杂性。存储虚拟化和网络数据管理协议(NDMP)等新技术的出现,为人们解决数据存储问题提供了新方法。不久的将来,也会进入HIS的应用。

(三)存储安全

数据存储的安全正在引起医院决策者的高度重视。医院信息系统投入运行以后,医院领导者一直被两件事所困扰:一个是死机,另一个就是数据丢失。数据丢失给医院带来的损失是不可弥补的,即使可以恢复,其操作的复杂性和耗费的时间之长,往往也让人不可接受。根据3M公司对800名网络微机用户的调查发现,每次硬盘的失效将造成5天以上的无效工作日;而在一个典型的商业应用中,重建1 000 MB数据平均耗时3～5个月,费用为95 000美元。因此,如何为HIS提供无忧的、不影响系统运行效率的整体解决方案,也已经提到数据存储方案的供应商面前。SAN、NAS之类的存储体系结构,磁带库之类的设备,未来几年将成为完整医院信息系统的必备环境,不再仅仅是银行、金融、电信、保险等行业所专有。

(四)存储管理

从存储技术的发展潮流看,医院对存储的意识会上升到管理层面,它们需要方便和简单地管理数据,由此推动存储向自动、简化和开放的方向发展,希望最终实现自动存储管理,其目的是帮助医院建立一种环境,使所有服务器、连接装置和存储系统都可以连接在一起,使中心设备得到控制,并且能够与每一个主要应用程序紧密衔接。

在存储技术发展的推动下,存储管理软件的重要性不断增加。存储虚拟化、存储资源管理、数据迁移和灾难恢复等存储应用有了广阔的发展空间,这些功能的实现,又都离不开存储管理软件。存储软件将可帮助医院有效地节省IT管理人员的时间,实现存储管理的自动化,从而确保医院关键信息的可用性、可访问性和可靠性。

五、无线与移动

(一)无线局域网络

无线局域网络(wireless local area networks,WLAN)是相当便利的数据传输系统,它利用射频(radio frequency,RF)技术,取代旧式的双绞铜线(coaxial)所构成的局域网络,使得无线局域网络能利用简单的存取架构让用户透过它,达到"信息随身化、便利走天下"的理想境界。对于局域网络管理的主要工作之一,铺设电缆或是检查电缆是否断线这种耗时的工作,容易令人烦躁,也不容易在短时间内找出断线所在;再者,由于配合企业及应用环境不断地更新与发展,原有的企业网络必须适时重新布局,需要重新安装网络线路,虽然电缆本身并不贵,可是请技术人员来配线的成本很高,尤其是很旧的大楼,配线工程费用就更高了。因此,架设无线局域网络就成为最佳解决方案。无线局域网技术把以太网的边缘扩大到了病房的每一个角落。在没有无线技术之前,由于不能在每一位病人的床头设置局域网口,所以医生查房时必须依靠纸质病历,对医嘱的修改也不能同时进行,只能等回到医生办公室的台式机上才能处理,给医生的工作造成了拖延和不便。使用附有无线局域网络产品的手提式计算机取得实时信息,医护人员可借此避免对伤患救治的迟延而提升对伤患人员照顾的品质。

无线局域网络可在医护管理、库存控制、移动办公系统、展览和会议等领域获得成功的应用。

1. 医护管理

现在很多医院都有了计算机管理系统,大量的计算机设备可监护患者,计算机还可控制医疗装置和药品等库存。计算机无线网络可以使医疗专家和管理者在医院内的任何地方使用移动和手持计算机设备,这样可以极方便地存取这些信息。利用计算机无线网,医生和护士在设置计算机专线的病房、诊室或进行会诊、查房和手术时,可以不必带着不方便的纸质病历,而使用笔记本电脑进行实时医嘱记录,并传递处置意见,查询患者病例和检索药品;还可以访问中央专家系统以帮助诊断或预测药物的相互作用和反应。

2. 库存控制

仓库零件、备件和货物的发送及储存注册,可以使用无线网络直接与条形码阅览器和中央处理器连接,进行清查货物、更新存储记录和出具清单。

3. 移动办公系统

在办公环境中使用计算机无线网络系统,可以使办公用计算机具有移动能力,在网络范围内可实现计算机漫游。各种业务人员、部门负责人、工程技术专家和管理人员,只要有可移动计算机或笔记本电脑,无论是在办公室、资料室、洽谈室,还是在宿舍都可通过计算机无线网络随时查阅资料、获取信息,通过网上强大的通信功能和其他人商讨技术的关键问题,修改原有的技术方案,甚至可以发出越洋邀请与国际上的专家会商和研究问题。领导和管理人员可以在网络范围的任何地点发布指示,通知事项,联系业务,更新记录。

4. 展览和会议

在大型会议和展览等临时场合,可以通过计算机无线网和Internet连接并获得所需要的资料,也可以使用移动计算机在网络范围内互通信息、传递稿件和制做报告。

作为全球公认的局域网权威,IEEE 802工作组建立的标准在过去20年的局域网领域内独领风骚。这些协议包括了802.3 Ethernet协议、802.5 Token Ring协议、802.3 z100BASET快速以太网协议。在1997年,经过了7年的工作以后,IEEE发布了802.11协议,这是在无线局域网领域内的第一个被国际上认可的协议。在1999年9月, 又提出了802.11 bHigh Rate协议, 用来对802.11协议进行补充,802.11 b在802.11的1 Mbps和2 Mbps速率下又增加了5.5 Mbps和11 Mbps两个新的网络吞吐速率。利用802.11,移动用户能够获得同Ethernet一样的性能、网络吞吐率和可用性。这个基于标准的技术,使得管理员可以根据环境选择合适的局域网技术,来构造自己的网络,满足他们的商业用户和其他用户的需求。802.11协议主要工作在ISO协议的最低两层上,并在物理层上进行了一些改动,加入了高速数字传输的特性和连接的稳定性。

(二)移动技术

1. 条码技术

条码是按照预先规定的编码规则和条码有关标准,由条和空组合而成的。条码在实际应用中主要起到唯一标识的作用。条码可用专门的读卡设备读取,进而可得到条码所代表的人或物的一些信息,从而实现自动识别的目的。

在医院,目前对病人身份的确认、药品的确认、检验标本的标识都是通过纸质媒介来实现的。这样,如果医护人员稍有疏忽,就可能发生给病人发错药、输错血或将化验标本混淆等可能威胁到患者生命安全的严重的医疗差错;而条码技术可以成功地避免上述错误。

2. Tablet PC(平板电脑)

平板电脑就是下一代移动PC的代表。从微软提出的平板电脑概念的产品上看,平板电脑就是一款无须翻盖、没有键盘、小到足以放入女士手袋,但却功能完整的PC。较之笔记本电脑,它除了拥有其所有功能外,还支持手写输入或者语音输入,移动性和便携性都更胜一筹。它运行Windows XP操作系统,附带有可拆卸的键盘,能够运行Windows系统下的应用程序。平板电脑还可作为台式PC的补充,为后者添加手写录入和语音录入的功能。

带有无线网卡的平板电脑可在医生查房时,为医生提供在病床边查阅病历和处理医嘱的硬件平台。

3. PDA(掌上电脑)

PDA是personal digital assistant的缩写,字面意思是"个人数字助理"。这种手持设备集中了计算、电话、传真和网络等多种功能。PDA一般都不配备键盘,而用手写输入或语音输入。PDA所使用的操作系统主要有Palm OS,Windows CE和E-POC。PDA具有小巧、便携和可离线操作的优越性。PDA上可二次开发针对行业应用的软件。PDA可通过安装无线网卡直接存取网络,也可以通过和台式PC相连来间接存取网络。

在医院中,通常医疗人员很难做到随时停下来输入病人数据或者决定对病人进行检查或开药。因此,虽然10年前许多医院就开始在护士站和警卫处安装数据访问终端,但大多数医生还是倾向于在键入数据前书写潦草的病历,这样将大大延迟给出检验结果的时间,并在传递时很容易导致抄写错误或不完整记录。

第四节　医院信息系统的开发方法

医院信息系统的开发方法包括总体规划、系统分析、系统设计、人员培训、系统实施几个部分。

一、总体规划

总体规划是指医院对医院决策支持信息系统开发的五年规划及分阶段具体计划,它包括开发目标、可行性分析与实施计划三部分。

(一)开发目标

开发目标直接关系到未来HIS的定位、功能、水平和生命周期。目标过高,耗费资金过大,开发时间过长,实现难度大;目标过低,发展空间小,生命周期短。所以目标的确定既要考虑医院现有的条件,人员素质,经济投入,具有的可行性,又要考虑未来3~7年的发展趋势和市场需求,要具有一定的前瞻性。

(二)可行性分析

HIS开发的可行性分析要注重调查研究,实事求是。
(1)医院对信息的认知程度;
(2)资金投入;
(3)人员培训;
(4)HIS对传统管理模式的冲击和影响。
(5)HIS专业开发公司的资质、水平、经验、维护服务的可靠性。
应根据对以上因素的综合分析,对HIS的开发做出可行性分析。

(三)实施计划

对总体规划从时间上和功能上进行目标分解,确定每个时间段具体实现的功能。例如,第一期完成门(急)诊、住院、药品管理、病案统计和医保接口等子系统,实现对病人的人流、物流、资金流的管理。第二期实现对实验室信息系统、医学图像存储及传输系统、经济核算等系统的综合管理。第三期实现对电子病历、专家系统、医院决策支持系统等更高层次管理。

二、系统分析

系统分析又可划分为需求分析、功能分析、流程分析、数据分析和环境分析几个部分。

(一)需求分析

需求分析是在可行性研究的基础上,开发人员深入现场,对获得的原始信息、图表文档、用户结构进行调查研究,从而对用户的需求做出定量分析,建立系统的逻辑模型。

(二)功能分析

功能分析应完成下列任务:系统应具有哪些功能?每个功能达到什么标准?这些功能依靠什么样组织结构来实现? 最后形成HIS的功能清单及说明。

(三)流程分析

流程分析应找出系统的每一个信息产生的源头,标识它在整个系统中的流动途径,并明确它在相关模块中的处理方式、计算方法、表现形式(如报表、表单、屏幕显示)。例如住院病人"姓名"这一信息的源头在住院登记处,它途经病房、各检查科室、药房、手术室、出院结账处等系统或模块,并出现在医嘱单、化验单、配药单、费用明细单等表单或屏幕上。

(四)数据分析

首先要对原始数据作分析处理,进行标准化的设置;其次要正确评估系统所处理和存储数据的容量,特别是数据峰值集中的程度和时间(例如医院信息的峰值时间是上午9—10时),以利于系统数据库和网络环境的选择。

(五)环境分析

HIS总是在特定的环境中运行,所以应分析它对环境的要求,包括网络环境、硬件设备、技术人员素质、医院管理水平等。

三、系统设计

在系统分析的基础上再进行系统设计,包括结构设计、流程设计、数据准备、制定规章制度和程序编制几个部分。

(一)结构设计

设计系统的总体结构图,包括下属的各子系统及子系统下属的各功能模块,应将HIS的各项功能合理分配到相应的子系统和功能模块中,并明确它们之间的联系,绘制出HIS的总体结构图。

（二）流程设计

根据流程分析，绘制出HIS的信息流程图，并对每一个信息在系统中的输入点、处理过程、存储地、输出点有明确规定。

（三）数据准备

在数据分析的基础上，对系统的数据进行分类编码，并编撰成"药品字典"、"治疗项目收费字典"等各类数据字典。

（四）制定规章制度

HIS建设和运行是对医院传统管理模式的革命，所以必须建立一套与之匹配的新的规章制度。

（五）程序编制

程序编制是HIS开发的关键，优秀的软件编程人员、先进的开发工具、丰富的经验、对系统功能和流程的深刻理解、医院管理人员的配备是成功的基本要素。

四、人员培训

（一）培训内容

首先是观念的培训，即提高全体员工对医院信息化的认知水平，减少HIS推行的观念障碍，这是个艰苦的过程。第二是技术的培训，又分为对计算机专业人员的培训（包括数据库、网络安全、开发工具、系统维护等）和对操作人员的培训（包括计算机基本操作和HIS工作站操作）。

（二）培训方法

应在配置HIS网络环境的专门教室内，让学员在"实战"背景下接受培训。培训材料包括计算机基础和HIS应用两部分。培训考核通过者发给"上岗证书"，该培训成绩作为医院聘任员工的条件之一。

五、系统实施

（一）试运行

HIS开发完成，经调试检测后即可投入试运行。这是一项全院介入的大型工作，应由院长负责，专门的机构指导、协调完成。为保证新旧系统转换成功，可以在试运行初始阶段采用双轨制，即新旧系统并行。

(二)完善与改进

随着医院改革的深入,医疗功能的扩展,新信息技术的出现,HIS的开发和建设面临着不断完善与改进的过程。

思考题

1. 医院信息系统的定义是什么?如何认识它的范畴?
2. 我国医院信息系统经历了哪几个发展阶段?
3. 阐述医院信息系统信息处理的层次关系。
4. 医院信息系统的开发方法包括哪几个部分?

第三章 护理信息系统

第一节 护理管理与护理信息学

护理在患者的治疗过程中是一个很重要的环节，护士既是医疗的提供者，又是医疗的协调者。护士不仅为患者提供最直接的护理服务，处理疾病带来的各种问题，而且还要全方位地照顾患者，包括患者的身心健康。在护理过程中，产生了大量的护理信息，护理信息包括科学技术信息、为诊疗服务的业务信息和护理管理的信息。这三类护理信息是相互交错、互为依据、相互制约的。为了有效地开展护理业务，研究和管理护理信息，相继产生了两门新的学科——护理管理学和护理信息学。

一、护理管理

护理学发展成为一门学科是源于19世纪中叶，英国的南丁格尔(Florence Nightingale,1820—1910)首创了科学的护理事业，标志着现代护理学的形成。

护理管理(nursing management)是把提高护理服务质量作为主要目标的工作过程。世界卫生组织(WHO)对护理管理是这样定义的：护理管理是为了提高人们的健康水平，系统地利用护士的潜在能力和有关的其他人员或设备、环境以及社会活动的过程。美国护理管理学家Swansburg指出：护理管理是有效地利用人力和物力资源，以促进护理人员为患者提供高质量护理服务的过程。美国护理管理专家Gillies指出：护理管理是使护理人员为患者提供照顾、关怀和舒适的工作过程，并认为护理管理的任务是通过计划、组织以及对人力、物力、财力资源进行指导和控制，以达到为患者提供有效而经济的护理服务的目的。

为了科学、高效、经济地开展护理管理，在组织机构上，医院有一套完善的护理指挥系统，一般可分为二级。一级管理是护理指挥总系统(护理部)，它是全院护理工作的指挥调度机构，是护理工作运行的中枢，对全院护理工作起着决定性的作用。二级管理是在护理指挥总系统下有3个分系统：

(1)护理运行分系统，主要是指直接为患者服务的护理部门，包括门(急)诊、临床科室、手术室等。这些系统面向患者,其工作状况如何,是护理工作质量好坏的直接反映。

(2)护理支持分系统,主要是指总务供应、药品器材供应、患者饮食和某些医技科室等,它是护理工作正常运行的保证,没有这些系统的大力支持,护理工作就难以完成任务。

(3)扩展分系统,主要是指护理发展和提高的组织,一般是指护理教学和科研组织。它对在职护理人员的培训教育与新业务、新技术和护理科研工作的开展,发挥着发展壮大和增强后劲的作用。一般来说,扩展分系统与护理运行分系统是密切配合的,也可以说是为护理运行分系统服务的,但它也有一定的独立性。

护理管理是医院管理的一个重要组成部分。从医院人员构成上看,护理人员约占医院总人数的1/3,占卫生技术人员的1/2,是医院诊疗技术工作中的基本队伍,对提高医疗护理质量起着重要作用。从医院管理程序和过程上看,护理人员参与直接管理的部门将近占医院所有部门的3/4,从门诊到病房,从急诊室到观察室,从手术室到供应室,从诊疗、检查、处理到饮食、起居、环境,每个环节都有大量的护理管理工作,在医院的门(急)诊管理、病房管理、物资设备等管理工作中具有十分重要的地位。从护理分系统与其他分系统的广泛联系看,护理工作与医生之间、医技科室之间、总务后勤科室之间以及预防保健工作之间都有着广泛的联系,并对这些系统的工作施以较大的影响。因此,从一定意义上讲,护理管理的水平是衡量医院科学管理水平的标志之一,也是整个医院管理水平的缩影。

二、护理信息学

护理信息学(nursing informatics)属于现代护理学的范畴,是应用信息科学理论和技术方法来研究解决护理学科所提出问题的一个专门学科。它是以护理学理论为基础,以护理管理模式和流程为规范,以医疗护理信息为处理对象,以护理信息的相关关系和内在运动规律为主要研究内容的新兴交叉学科。其供体学科是信息学,受体学科是护理学。

护理信息是随着护理体系的组织管理和护理行为的发生而在整个护理工作流程中产生的,如患者资料、医疗诊断与治疗、执行情况与结果、组织管理与评估、护理学与护理科研等方面的相关信息。为了保证护理工作高质量、高水平开展,加强护理信息的处理利用,研究护理"信息流"的运动规律,以实现护理信息处理科学化和现代化为目标的一门涉及数学、物理学、计算机科学、信息科学、管理学等多学科知识的新兴学科——护理信息学应运而生,且具有特别的学术价值,也是护理学步入信息社会的必然。

护理信息学研究的内容是现代护理学学术发展需要所决定的,它大致可分为三个主要方面:一是护理学学术和管理的标准化;二是护理信息的分类与编码;三是护理信息系统研究。护理信息学研究以护理管理模式和护理"信息流"运动规律为依据,以系统工程理论开展护理学术标准化、规范化研究,探讨护理信息的相关关系及控制的规律,以确立护理信息管理指标体系和管理模型;研究护理信息的分类原则与编码方法,对计算机进行护理信息管理系统研究等。进行和完成这些研究,将为现代护理学注入新的内涵,将大大地促进护理学术发展,是护理学现代化的重要标志。它要求护理专业技术人员学习信息科学的基础知识和掌握计算机基本技术,并在护理实践中认真地研究、不断地丰富护理信息学内容。

第二节　护理信息系统的产生与发展

一、护理信息系统的定义

护理信息系统(nursing information system,NIS)是利用信息技术、计算机技术和网络通信技术,帮助护士对病人信息进行采集、管理,为病人提供全方位护理服务的信息系统。

护理信息系统与医院信息系统是相互关联的。一方面,护理信息系统从医院信息系统获取大量的人、财、物方面的基本信息;另一方面,护理信息系统产生的大量护理质量信息又依托医院信息系统传输到各个部门和分系统,为各部门共享,并成为医院信息全面管理的一部分。

二、护理信息系统产生的动因

随着计算机在医疗领域的广泛应用,信息技术逐渐渗透到护理领域,护理信息系统的产生有其必然性。

(一)克服纸质护理记录的缺点

长期以来,传统的纸质护理记录是由护士手工书写的,它的主要问题有以下几点:

(1)重复记录。例如对医嘱,护士首先要抄录到病历的医嘱单上,然后抄录到领药单上,再抄录到服药卡和输液配置单上,最后还要抄录到输液瓶签上,这种原始的重复手工劳动不仅费时,还容易出现遗漏、错误,产生严重后果。

(2)整体护理的记录要求全面而详细。整体护理的记录占用了护士大量的工作时间,使护士埋首纸堆而无法接近患者。

(3)纸质记录分散且不规范。纸质记录使得查询、使用、评价都十分困难,无法适应现代护理要求,又由于年轻护士的替换频繁,纸质记录对大批缺乏经验的年轻护士难以提供临床支持功能。

(4)纸质病历用语不规范。纸质病历字迹潦草,缺乏内在的组织结构,易于丢失或遗漏。

（二）系统化整体护理的需要

作为现代护理的标志,整体护理是一项系统工程,仅护理程序就包括了估计、诊断、计划、实施、评价五个步骤,其中所包含的信息是极其丰富和繁杂的,它们互相重叠、交叉,又互为因果,而且必须完成的表格和记录也十分繁多,手工书写难以完成。同时系统化整体护理的根本目的不是完成这些记录,而是让护士走向床边,用更多时间去贴近患者,去诊断和处理患者现存的或潜在的所有健康问题。

（三）医院整体发展与多学科合作的需要

医疗工作的开展需要各个科室、部门的协调合作。护士与患者接触最多,能够掌握最详尽且具有动态性患者的健康信息,因此在临床各学科合作的过程中,护理信息的价值非常重要。护理信息不但能够通过医院信息系统将采集的数据为临床各科医务工作者服务,还可以接受患者在临床医疗、临床检验的相关信息,为开展后续护理工作服务。

（四）教学科研的需要

很多大型医院都承担着护理专业的教学工作,计算机辅助教学是一种良好的交互式教学方法。在科研活动中,信息系统能够提供专业的医学统计程序,例如方差分析、卡方检验等,护理记录中的各种数据能够迅速得到利用。

三、护理信息系统的发展

（一）第一阶段（20世纪70年代至20世纪90年代）

护理信息系统起始于20世纪70年代,早期的护理信息系统主要用于支持护士完成日常护理记录、护理操作,其所完成的任务如医嘱的输入、体温单、护理单的输入及打印等;后来逐渐出现了以问题为中心的系统,包括对患者问题的识别以及相对应的护理措施,护士可在分级数据库环境中建立个人的护理计划,但护理数据的检索问题没有得到很好的解决。

（二）第二阶段（20世纪90年代以后）

在这一阶段,护理信息系统的研究方向主要是护理语言的规范化和护理决策支持,护理语言系统、分类学及分类系统已经成为护理信息学研究的热点。现在的观点是临床数据应支持护理的决策,而不仅仅是记录护理的工作任务。护理信息系统不应该仅仅是电子档案柜和传送信息的设备,而应该对输入系统的信息加以利用,把原始数据转化为更易利用的格式,并帮助护士做出临床决策。这些目标的实现要求研制集成系统,包括数据录入、对数据的解释和处理的集成。

(三)护理信息系统的发展趋势

近年来,护理信息系统的发展方向为护理专家系统、远程护理、医院护理一体化管理信息系统等。

1. 护理专家系统

护理专家系统就是利用储存在计算机某一特定领域内的专家知识,来解决现实问题的计算机系统。它是贯彻"以患者为中心"的护理理念的根本体现,是护理程序的计算机化,应用专家的丰富经验和知识,解决临床护理、护理管理中的疑难问题,以提高护理质量,促进学科发展。

2. 远程护理

远程护理是利用远程通信技术、计算机多媒体技术以及信息技术来传输医学信息,进行诊断和治疗、护理和教学的一门应用学科。它的开展有利于缩小地区之间护理发展水平的差距,缩小由于地区差异造成的护理人员发展机遇和水平的不平衡,实现护理资源的合理化配置。近年来,远程护理教育的蓬勃发展,更是降低了教育成本,优化了教育资源,促进了全体护理人员综合素质的提高。

3. 医院护理一体化管理系统

医院护理一体化管理系统是根据"咨询、保健、预防、护理、康复"一体化护理模式而建立的护理管理信息系统,它涵盖了临床业务管理、科室管理、辅助管理、社区保健系统、护理管理自动化办公、系统查询等功能,是在医院信息系统平台上实现的,是管理信息和临床信息的高度一体化和共享。只有这样才能形成医院的整体信息网络,建立真正意义上的电子病历。

4. 移动护理信息系统

在移动护理信息系统中,临床护理人员携带移动PDA,通过无线网络链接护理信息系统,实现护理信息的录入和查询,使临床护理工作向科技化、信息化、快捷化、人性化又迈出了关键的一步,是临床护理工作的一次新变革。通过使用移动护理信息系统,能够实现护理办公无纸化,大大减少了临床护理过程中的工作环节,减少了护士人力资源的浪费,增加了护士为患者直接服务的时间,真正体现了"把时间还给护士,把护士还给患者"的理念,有利于提高护理工作的质量和效率。

第三节　护理信息系统的结构与功能

一、护理信息系统的组织结构

护理信息系统一般包括护士工作站和护理管理子系统。护士工作站主要完成护士工作的业务处理。由于各科室的护理业务工作的特殊性，护士工作站由门(急)诊护士工作站、住院护士工作站和临床专科护士工作站组成，如急诊科护理信息系统、妇产科护理信息系统、儿科护理信息系统、监护病房护理信息系统和手术室护理信息系统等。护理管理子系统由护理质量管理系统、护理人力资源管理系统、临床护理科室管理系统、供应室管理系统、护理科研管理系统、护理教学管理系统组成。图3-1为护理信息系统的框架结构图。

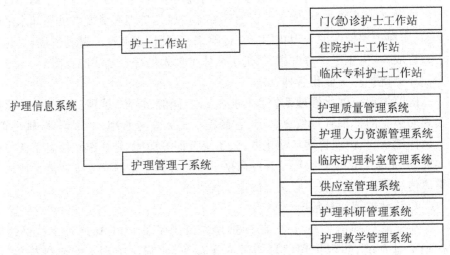

图 3-1　护理信息系统的框架结构图

二、护理信息系统的主要功能

(一)护士工作站

卫生部2002年修订的《医院信息系统基本功能规范》规定，护士工作站子系统是协助病房护士对住院患者完成日常护理工作的计算机应用系统，其主要任务是协助护士核对并处理医生下达的长期医嘱和临时医嘱，对医嘱执行情况进行管理，同时协助护士完成护理及病区床位管理等日常工作。护士工作站应包括门(急)诊护士工作站、住院护士工作站和临床专科护士工作站。国内一般的医院信息系统中只含有住院护士工作站。

1. 门(急)诊护士工作站

门(急)诊护士工作站一般应有3个基本功能。

(1)输液:可以调出门(急)诊医生下达的输液单,进行分组,并制成输液标签。

(2)清创换药:可以输入患者的处置内容,并进行处置单打印。

(3)留院观察管理:①床位管理,可以给医生接下的留院观察患者进行床位分配;②医嘱确认转抄,提醒并确认医生下达的留观医嘱,并进行医嘱的处理;③床位费及其他费用管理,自动设定各床位费用以及其他费用绑定,自动处理床位费用及其他费用。

2. 住院护士工作站

住院护士工作站能够从医院信息系统中读取相关信息并补充填写、修改患者的基本信息,并应有如下的基本功能。

(1)床位管理:①能够整体查阅患者的病历资料,显示、打印病区床位使用情况一览表(显示床号、病历号、姓名、病情、护理等级、陪护、饮食情况);②分配床位、管床医生;③病区一次性卫生材料消耗量查询,打印卫生材料申请单。

(2)医嘱处理:①医嘱录入;②审核医嘱(新开立、停止、作废),查询、打印病区医嘱审核处理情况;③打印长期及临时医嘱单,重整长期医嘱;④打印、查询病区对药单(领药单),支持对药单分类维护;⑤打印、查询病区长期及临时医嘱治疗单(口服、注射、输液、辅助治疗等),支持治疗单分类维护打印,查询输液记录卡及瓶签;⑥长期及临时医嘱执行确认;⑦填写药品皮试结果;⑧打印检查化验申请单;⑨打印病案首页;⑩医嘱记录查询。

(3)护理管理:记录患者生命体征及相关项目,制订护理计划。①填写住院患者的一般护理记录单,系统提供整体模板功能,并能够打印存档;②填写住院患者的体温,并能够打印存档;③填写住院患者的微量血糖测试记录,并能够打印存档;④入院护理评估表,填写住院患者入院时的资料;⑤填写住院危重患者的各类动态观察和护理表,并能够打印存档;⑥填写住院患者的各类用药动态观察表,并能够打印存档。

(4)费用管理:①护士站收费(一次性材料、治疗费等),具备模板功能;②停止及作废医嘱退费申请;③病区(患者)收费情况一览表;④住院费用清单(含每日费用清单)查询打印;⑤查询病区欠费患者清单,打印催缴通知单。

(5)其他功能:维护系统使用者的角色功能,定义系统用户的角色,进行个人登录密码的修改,病历资料填写时间的提醒,联机帮助功能。

3. 临床专科护士工作站

临床专科护士工作站主要有急诊专科、妇产科与儿科、监护病房、手术室等专科护士工作站,各科有着各自的特点。

(1)急诊科护理信息系统:急诊科的工作特点是急、重症患者较多,工作相对于其他科室更紧张。没有足够的时间使用电子病历系统,所以国内还没有很成功的急诊信息系统,急诊护理信息系统的设计和应用还有待于探讨。急诊科护理信息管理的目标主要有三个方面:①应用信息科学理论和计算机技术建立一套统一的急诊科护理信息管理模式及工作流程,并规范其信息管理内容,构建急诊护理信息管理指标体系;②建立急诊科护理信息管理数据库,实现其信息收集、录入、建库、统计、存储、传送一体化,为管理人员提供决策依据,便于及时准确地掌控急诊科动态信息,进行质量评估和控制;③建立急诊科护理信息管理模型分析系统,健全信息处理功能和网络传输功能。

(2)妇产科、儿科护理信息系统:这两个系统同其他临床科室应用的系统大体相同,但也有特殊之处。这两个系统的特殊之处主要有三个方面:①因为产床的存在,妇产科的床位管理有别于其他科室,需要特殊处理;②妇产科还有婴儿存在,产妇医嘱与婴儿医嘱应该加以区别,以免混淆发生医疗事故,其处理方法是将婴儿病历挂靠在母亲的病历之上,做成母子病历,领药单分开打印,一起计费;③儿科用药剂量相对于成人要小得多,故儿科的医嘱处理需要有小剂量药品的计费能力。

(3)监护病房护理信息系统:监护病房广泛使用监护仪器,大多为具有很强联网能力的产品。监护病房护理信息系统要符合重症监护病房医护人员的各项业务流程,提供与各种数字医疗设备的数据接口,能够直接读取设备中的数据,不需要医护人员对资料进行转抄,以减轻护士工作量,避免差错发生,使重症患者能够得到更好的治疗。针对不同的患者,提供各种重症监护和护理信息模板,更有针对性地实施患者监护,使治疗更加人性化。同时,要有完善的预警报警机制,重症患者在病情发生变化的时候,医护人员能够及时得到提醒,使患者能够得到最及时的治疗。

(4)手术室护理信息系统:手术室工作包括手术申请、麻醉手术记录和费用管理、手术室器械和消耗品管理等。很多医院管理信息系统在手术室有费用录入界面,十分类似病房中的医嘱录入,由住院处直接收费。其发展趋势是将该功能直接集成在麻醉管理信息系统中,在麻醉师记录手术用药和处置的同时,计算机直接处理收费。

4. 护士工作站的运行要求

(1)护士工作站的各种信息应直接来源于入院登记、医生工作站和住院收费等多个子系统,同时提供直接录入;护士工作站产生的信息应及时反馈到医生工作站、药房、住院收费、检验检查等子系统。

(2)医嘱须经过护士审核后方可生效,记入医嘱单,并将有关的医嘱信息传输到相应的执行部门;未经护士审核的医嘱,医生可以直接取消,不记入医嘱单。

(3)系统应提示需要续打医嘱单的患者清单,并提醒续打长期或临时医嘱单的页数;系统应提供指定页码的补印功能,保证患者的长期医嘱单、临时医嘱单的完整性;打印的长期医嘱单、临时医嘱单必须由医生签署全名方可生效。

(4)护士工作站各种单据打印,应提供单个患者或按病区打印等多种选择。

(5)护士工作站收费时,应提示目前已收的费用,避免重复收费。

(6)护士工作站打印患者检查化验申请单时,应提醒目前已打印的申请单,避免重复。

(7)护士填写的药品皮试结果必须在长期医嘱单和临时医嘱单上明显反映。护士的每一项操作,一旦确认,不允许修改,系统记录的操作时间以服务器为准。

(8)网络运行要求数据和信息准确可靠,速度快捷。

(二)护理管理子系统

护理管理的范围涉及业务管理、行政管理、教学科研管理等多个方面。一般可分为护理质量管理系统、护理人力资源管理系统、临床护理科室管理系统、供应室管理系统、护理科研管理系统、护理教学管理系统等模块,具有数据的录入、查询、统计、报表生成打印和系统维护等功能。

1. 护理质量管理系统

护理质量管理是指根据护理工作的特点,应用质量管理的方法和工具,一切从病人出发,进行护理工作过程和结果的管理。

护理质量管理一般采用PDCA循环。PDCA是四个英语单词(plan、do、check、action)的第一个字母。P代表计划,D代表实施,C代表检查,A代表处理。PDCA管理循环需要经历以下四个阶段。

(1)第一个阶段是制订计划,就是确定目标、计划和拟定措施。制订计划主要包括四个步骤:①分析现状,找出存在的问题;②分析产生问题的各种原因或影响因素,要对存在的问题及影响因素具体加以分析;③从各种原因中找出主要原因;④针对主要原因制定对策,提出执行计划和预期效果,制定措施必须具体有效,并落实到执行者、时间、地点、部门和完成方法等。

(2)第二个阶段是实施,就是执行预定计划和措施。

(3)第三个阶段是检查,就是把实施结果和计划要求进行对比,检查计划的执行情况和实施的效果如何,是否达到预期的目标和效果。

(4)第四个阶段是处理,包括两个步骤:①总结经验教训,把成功的经验和失败的教训纳入相应的标准、制度或规定之中,巩固已经取得的成绩,防止重复发生错误;②提出这次循环尚没有解决的问题,作为遗留问题转入下一次循环去解决,并为下一阶段制订计划提供资料和依据。

护理质量管理的主要内容包括:护理技术操作、护理病历书写、基础护理及整体护理情况、感染控制情况、急救物品配备、差错和事故及其补救措施、输液输血反应、质控达标情况等。护理质量管理的关键是将质量控制指标体系和原始数据标准化，并赋予一定的权值，建立字典库，将护理质量小组的定期和不定期检查结果准确、及时地录入系统，由计算机系统完成对这些信息的存储、分析、统计和评价。护理管理者可以及时了解护理单元的护理质量状况，发现存在问题应及时纠正，进行环节质量控制，减少护理差错事故的发生率，提高患者满意度。

2. 护理人力资源管理系统

护理人力资源管理包括薪酬管理、档案管理、职称与晋升管理、继续教育、科室人员配备与护士排班、调动等。对护理人员的管理采用分级管理模式。护理人员信息管理包括对护理人员的人事档案、技术档案、考勤等信息的管理，其管理目标是及时准确地掌握护理人员的学历、学位、职称、职务、考试考核等动态信息，为任免干部、选拔人才、职称晋升提供准确的依据。

3. 临床护理科室管理系统

临床护理科室的管理工作包括排班管理、工作量管理、科室物资管理等。科室管理系统与护理部连接，构成一个完整的管理信息系统。

4. 供应室管理系统

供应室物品供应工作包括对临床科室的消毒物品供应、供应室内部的物品处理及对临床科室物品的消毒三类主要工作。通过对其物品供应、质量检测及工作人员的信息进行收集、存储、分析、传输、反馈、控制和利用，为领导者的决策提供准确的信息，从而提高供应室的管理质量和效率。

5. 护理科研管理系统

护理科研管理包括立项申请、计划实施、课题验收、成果和科技档案的管理等，其基本内容为报表和查询管理。

(1)护理科研工作中的立项申请。立项申请包括选题、方案设计与同行评议。在课题实施过程中，加强课题管理工作，根据课题年度执行情况报表，了解研究工作的进展情况，对课题进行有效的监督检查，及时解决发现的问题，必要时对项目各参与单位进行协调，以保证按计划完成整个项目的研究任务。

(2)护理科研课题的鉴定。课题按计划完成后，课题组要进行研究资料的整理和分析处理，撰写研究论文或研究报告，护理部要组织好课题的鉴定工作，将课题研究工作报告和鉴定申请表上报上级科研管理部门，由上级科研管理部门邀请有关方面的专家，并委托相应的科研管理部门主持课题鉴定。若课题通过了专家鉴定，则要对成果进行管理。若课题未能通过鉴定，课题将终止并在专家意见的指导下修改完善后再行鉴定。

(3)护理科研成果管理。科研成果管理包括科研成果申报与登记、成果推广应用和成果奖申报。课题鉴定后，要向上级科研主管部门申请成果注册登记，获得成果登记号。凡科研成果经过至少一至两年的实践考核和检验，证明其成果是可以重复使用的,则组织成果的推广应用;当成果取得明显的效益以后,可进行成果奖励申报。

(4)建立护理专项技术档案。科技档案是科研活动的真实历史记录,凡是完成的课题,必须建立专项技术文档,对其进行分类编号管理,且不论研究工作成功或失败以及因故停止,资料均应全部归档保存。科技档案管理必须做到完整、准确、系统、有签署、有保管期限等。

6. 护理教学管理系统

护理教学包括本科、专科护理专业学生临床实习的教学安排,在职护士的继续教育和进修护士的管理。教学管理包括教学计划、课程设置、师资管理、教学资料管理、教学设备管理、教学质量管理、学生管理等。

思考题

1. 如何理解护理管理的概念?
2. 护理信息学的研究内容包含哪几个方面?
3. 阐述护理信息系统产生的动因。
4. 如何理解护理质量管理PDCA循环方法。

第四章　电子病历

第一节　病历概述

一、病历的定义

病历是对病人发病情况、病情变化、转归和诊疗情况的系统记录,是医务人员在医疗活动过程中形成的文字、图表、影像等资料的总和。

病历主要是由临床医师以及护理、医技等医务人员实现的。他们根据问诊、体格检查、辅助检查、诊断、治疗、护理等医疗活动所获得的资料,经过归纳、分析、整理而形成病历。病历不仅记录病情,而且也记录医师对病情的分析、诊断、治疗、护理的过程,对预后的估计,以及各级医师查房和会诊的意见。因此,病历既是病情的实际记录,也是医疗、护理质量和学术水平的反映。病历为医疗科研提供了极其真实、可靠、详细的基本资料,也是处理医疗纠纷和诉讼的重要依据。

二、病历的类型和内容

我国现行的病历主要分为西医病历和中医病历两大类型,每一大类又分为门(急)诊病历和住院病历两类。根据卫生部及各省、直辖市卫生行政部门的规定,各有其固定的规范和必备内容。

(一)门(急)诊病历

门(急)诊病历是指患者在门诊或急诊就诊时形成的病历,主要包含两部分内容:一是病历首页或封面,含有患者的一般信息,如姓名、性别、年龄、住址、工作单位、药物过敏史等;二是病历,又分首诊病历和复诊病历,含有患者的医疗信息,主要内容为就诊时间、科别、主诉、现病史、既往史、体征、检查及结果、诊断处理意见和医师签名。

门诊病历要求简明扼要、重点突出,急诊病历则特别注重时间表述(要求记录到分钟)、抢救过程及后果。

（二）住院病历

住院病历是指患者住院期间,由医师、护士等医务人员写成的综合记录,主要包括以下几个方面的内容:

(1)病案首页。它包括患者一般信息、住院信息摘要。

(2)住院志和入院记录。住院志包括患者一般情况、主诉、现病史、既往史、个人史、婚育史、家族史、月经史、体格检查、专科情况、辅助检查、初步诊断、诊疗计划、医师签名;入院记录则是住院志的简要形式。

(3)病程记录。病程记录是继住院志之后,主治医师对患者病情和诊疗过程所做的连续性记录,包括患者的病情变化,重要的检查结果以及临床意义,上级医师查房意见、会诊意见、所采取的诊疗措施及效果,医嘱更改理由,向患者和亲属告知事项以及疾病治疗转归。这其中还可划分为抢救记录、术前小结、麻醉记录、手术记录、会诊记录等。

(4)出院记录或死亡记录。它是对患者此次住院期间诊疗情况的总结,要明确出院或死亡诊断,记录出院医嘱。

(5)医嘱。医嘱是指经主治医师为诊治患者而下达的指令,医嘱记录单分长期医嘱单和临时医嘱单。

(6)辅助检查报告。它是指患者住院期间所作各项检验及检查结果的医疗文书。

(7)体温单。体温单包括住院天数、脉搏、体温、呼吸、血压、大小便次数等。

(8)护理记录。护理记录指护理人员对患者护理过程的客观、及时、真实、动态的记录。

（三）中医病案

现行的中医病案与前面介绍的西医病历基本一致,两者的病历书写要求、内容、格式、排列装订顺序都一样,但中医病案仍保留了其信息的特点,主要包括:

(1)体格检查。保留了"望"、"闻"、"问"、"切"的特色体检方法和检查信息记录,具体有望神、望色、望态、听声音、闻气味、看舌相、切脉相等内容。

(2)诊断。病历同时具有西医诊断和中医诊断。中医诊断还包括疾病诊断和征候诊断。西医诊断根据疾病分类代码ICD-10填写,而中医诊断则根据《中医病症分类与代码》(GB/T 15657—1995)填写。

综上所述,建立中医电子病历将是一个挑战。首先,我们无国外的经验可以借鉴;其次,中医辨证论治的思维方式和理论体系与西医不同,它在知识的表达与获取、知识的推理、专家系统的建立上仍有许多问题有待我们去解决。

三、病历的演变历史

(一)西方病历演变简史

早在公元前5世纪,著名的希腊籍医学奠基人Hippocrates就书写了病历。他提倡病历需实现两个主要目标:第一,应该准确地反映疾病的过程;第二,应指出疾病的可能原因。它采取了两种主要的方法:第一,以时间为序来记录;第二,详细记录病人家属叙述的病情。它的病历记录理念和方法至今仍沿用。

1880年,美国外科医生William Mayo创建了著名的Mayo诊所,建立了各个医生自用的账簿式的医疗记录。1907年,Mayo诊所进一步建立了每位病人一个单独文件夹的医疗记录,并规定这种医疗记录必备的一组基本数据,从而形成了现代病历的雏形。

1960年前后,Weed提出了以问题为中心的病历 (problem-oriented-medical record),围绕病历中的一个或数个问题,形成SOAP的框架结构。S(subject)为主观部分,即病人的主诉或自己的感觉;O(object)为客观部分,即医护人员通过体格检查的临床发现;A(analysis)为评估部分,即实验室检查结果或诊断;P(plan)为计划部分,即医护人员的治疗处理,如医嘱。而在每一部分,仍以时间为序进行系统的记录,该理念与方法沿用至今。

(二)中国病历演变简史

我国最早的比较完整的病案(中医病历)是汉初著名医学家淳于意写的《诊籍》。发展到唐代,"太医局"(医学教育机构)对学生结业考试科目中设有假令(试验征候方治)一项,相似于现代的病案分析。宋代以前,中医药史上方剂多而病案少。到了明代韩懋的《韩氏医通》、吴昆的《脉语》,对病案格式和内容作了具体规定。明、清两代出现了许多名家医案著作,如江权父子的《名医类案》、叶天士的《临床指南医案》、喻昌的《寓意草》等,中医病案逐渐成熟。

中医病案自形成之日起,便带有自己鲜明的民族特点和科学内涵,例如体格检查的"望"、"闻"、"问"、"切"诊,中医诊断的"辨证分析",与西医病案有明显的不同。

1992年我国颁布了《中医病案书写规范(试行)》。经国家中医药管理局组织修订工作,自2000年9月1日起执行《中医病案规范(试行)》,它标志着我国中医病历走向了成熟。

中国现代病历的建立始于20世纪初,它不同于传统的中医病案,而是引进和借鉴了国外的"西医病历"。1909年美国在湖南省郴县开设的惠爱医院,设置了大型记录本,由医生对病人的问诊作简单记录。1914年北京协和医院开始建立了比较简单的个人病历,1916年增加了医嘱记录,形成中国现代病历的雏形。

新中国成立以后,国家高度重视病历的规范化,吸收了欧美各国、苏联等先进经验,使病历从格式到内容一步一步走向规范化。虽然20世纪60年代至20世纪70年代受"文革"的冲击,病历一度遭到破坏,但自20世纪80年代初期重新步入规范化轨道。2002年9月1日卫生部颁发了最新版的《病历书写暂行规定》,它标志着我国病历水平达到一个新的高度。

(三)电子病历的兴起

在人类历史发展的过程中,纸质病历发挥了巨大的作用,但随着医学科学的发展,纸质病历日益显示出它的众多问题和局限性。近代计算机科学的发展,为电子病历提供了可能,电子病历是病历发展史的必然和飞跃,它一方面继承了纸质病历的内核,另一方面又是对纸质病历的革新和拓展。

四、纸质病历存在的问题

(一)信息的独占性

纸质病历通常以患者的主管医师为主,其他医务人员参与完成的一项医疗文件。因此,纸质病历在某一时段只能处于一个地方,为一所医院、一个专科或一个主管医师所独占。而现代医学知识的飞速增长,促进了专科的增长和细化,医师、护士专业化程度的提高,往往会导致一个患者身上存在的多种疾病的医疗信息分散在不同专科的病历中,即使是同一疾病信息也会因就诊医院和医师不同而分散在不同的病历中。当我们希望对这位患者总的患病情况有一个全面了解时,却无法将相关信息汇总到一起。这样一方面造成大量的患者和疾病信息无法被利用;另一方面,同样的信息被重复采集、分析,导致医疗资源的大量浪费。

(二)信息的易损性

纸张作为患病信息的载体,容易破损、霉变、遗失,常因一些不注意的小疏忽而造成永久性的丢失。例如,在几十万份的病历库中,一份病历可能因工作人员看错一个病历号或插入错误的行列中而永不见天日。

(三)信息的不确定性

由于纸质病历是自由文本形式,因此它的内容可变化,顺序可改动,字迹可随意潦草。它所包含的信息常因书写医师的主观愿望、书写习惯乃至遣词造句的文学素养欠缺而变得含混、模糊,造成其不确定性,给疾病诊断和制订治疗方案带来困惑。当我们间隔一段时间重新阅读和摘抄时,可能对这些信息产生误解和遗漏。

(四)信息利用的被动性

纸质病历的信息只有在医师重新阅读理解时才能被医师参考和利用,而不能在记录同时主动提示问题,帮助医师做出正确决策。因而它是被动的、滞后的,直接影响到医护质量乃至病人安全。例如,一位心肌梗死病人同时患有糖尿病,当他送达医院抢救时,可能因病危无法述及糖尿病史,医师又无法详细阅读既往病历,仍旧使用5%葡萄糖液体作为给药的基本溶剂,这将造成极其严重的后果。

(五)信息再利用的障碍

纸质病历最大的缺点是其中包含的信息是一次性的,不可再利用。当我们收集科研数据时,必须重新阅读大量的病历信息,努力去搜索、采集、比对相关数据,而它们往往是残缺的、片面的、含糊的。这给回顾性研究带了极大的困难。

综上所述,纸质病历的局限性和存在的问题已极大地影响了医疗质量、患者康复和科学研究,随着计算机科学的发展,电子病历已成为病历发展的必然趋势,并将最终取而代之。

第二节　电子病历概述

电子病历是一个逐步发展和不断完善的概念。虽然人们对电子病历应具备的基本特性已有相同或相近的认识,但由于电子病历本身的功能形态仍处在发展之中,对电子病历的定义尚没有形成一致的意见。英文中的电子病历也有过多种不同的名称,如较早的计算机化患者记录(computer-based patient records,CPR)、电子化患者记录(electronic patient records,EPR),多是以纸质病历数字化为主,也有人称之为电子病历。而当今人们所讲的电子病历(electronic medical records,EMR)通常是在医院信息系统上直接操作,并自动集成、可提供交互乃至互操作的电子病历系统,人们也常常简称为电子病历,即EMR。

一、电子病历的定义

美国电子病历学会(Computer-based Patient Record Institute,CPRI)认为:电子病历是安全地获取、存储、处理、传输、显示患者有关医疗信息的技术,它是一个系统框架,能够实现上述各种系统的功能,并且具备与其他系统集成的接口。这个定义表明电子病历是一个完整的系统,实现病历数据从获取、存储到传输、处理、查询的全部过程,但是电子病历系统仅仅是医院信息化的一部分,它还需要与其他系统(如HMIS、PACS影像处理系统)进行集成,才能实现临床医疗信息的一体化。

美国医学研究所(Institute of Medicine,IOM)对CPR的定义:CPR是指以电子化方式管理的有关个人终生健康状态和医疗保健的信息,它可在医疗中作为主要的信息源取代纸张病历,满足所有的诊疗、法律和管理需求。

美国HIMSS协会在对EMR研究的基础上，提出了对电子健康档案(electron-ichealth records, EHR)的定义：EHR是一个安全、实时，在诊疗现场以患者为中心的服务于医生的信息资源。通过为医生提供所需的患者健康记录，随时地访问能力，并结合循证医学决策支持功能来辅助医生的决策。EHR能自动化和优化医生的工作流程，支持非直接用于医疗的数据采集，如体检、计费、健康管理、质量控制、绩效报告、资源计划、公共卫生、疾病监控等。

尽管不同的机构对电子病历的定义有所不同，但基本上都从电子病历应当包括的信息内容和电子病历系统应当具备的功能两个方面进行了描述。

1. 信息内容方面

当今比较倾向的看法是EHR不仅包括了个人的医疗记录，如门诊、住院就诊的部分或全部的医疗信息，还包括了个人的健康记录，如免疫接种、健康查体、健康状态等内容；而EMR只是医疗机构内部记录的门诊或住院就诊患者的全部医疗信息。

2. 功能方面

电子病历强调发挥信息技术的优势，提供超越纸张病历的服务功能。虽然准确、具体地罗列电子病历系统的功能还比较困难，但电子病历从几个方面展现了其功能的可能性。它可归纳为三个方面：医疗信息的记录、存储和访问功能，利用医学知识库辅助医生进行临床决策的功能，为公共卫生和科研服务的信息再利用的功能。

事实上，尽管有时CPR、EPR、EMR、EHR在术语上被许多人互用，但它们分别强调了电子病历的不同应用和功能范围。CPR和EPR强调的是医疗机构内部以患者为中心的医疗信息数字化和电子化，包括患者历次就诊和住院记录的集成；EMR则更多地强调在医疗机构内部诊疗记录的电子化和业务过程的计算机化；EHR是进一步将EMR扩展到医疗机构之间，包括医疗机构之间以个人为中心的医疗和健康信息的集成。当人们在医院内部背景下讨论电子病历时，指的是医疗机构内部的EMR，是狭义的电子病历，它建立在各类临床信息系统充分发展的基础上，临床信息构成了电子病历的信息源，医生工作站是电子病历系统的核心部件，也是电子病历最重要的展现载体。当在区域医疗信息化范围内讨论EMR时，通常指的是电子健康档案(EHR)，是整个医疗卫生行业的信息化和区域信息的共享。由此可见，电子病历的发展将是一个较长的过程。

二、电子病历的发展

在医学相关的论著中，有关电子病历的介绍最早出现于1977年，其缩写为CMR(computer medical record)。CMR包括的主要数据项有治疗记录、实验室检查结果、X线检查结果、心电图等。事实上，最早期的电子病历系统是美国麻省总医院(Massachusetts General Hospital)的HCHP计划(harvard community health plan)中的COSTAR(computer stored ambulatory record)系统,这是一个计算机化的门诊病历系统,1960年开发完成并投入使用。

电子病历的第一次巨大转变是在20世纪80年代中期。当时的美国政府投资了10亿美元为其退伍军人事务部成功开发了一套分布式医院通信系统(decentralize hospital communication program, DHCP)。DHCP是用MUMPS语言开发完成的,具有当时的电子病历功能。此后,随着网络技术的迅猛发展,特别是Internet的发展,基于网络的电子病历系统迅速发展起来。

对电子病历发展产生巨大影响的另一个重要因素是医学影像学的发展及影像设备的普及。1972年,英国EMI中心研究室研制成功CT系统,由于影像资料在医疗诊断中的重要作用,传输、显示和分析这些资料的技术成为焦点。1980年后,图像存储与传输系统(PACS)开始构建,成为多媒体电子病历系统的起点。1997年,美国前总统克林顿制订了政府电子病历行动计划,把电子病历作为全民健康保障的重要措施,并于1999年设立了政府电子病历课题。此后,英国、德国、日本等国都投入了大量的人力和财力,使电子病历的功能得到了发展和完善。

电子病历是计算机科学和信息技术在医疗领域的必然产物,其在临床的应用必将极大地提高医院的工作效率和医疗质量。完整的电子病历是一个十分复杂的系统,必将经历一个长期的、不断发展的过程。为了标识和评价电子病历的发展过程,HIMSS Analytics将电子病历的建设与发展划分为8个阶段:

(1)阶段0:部分临床自动化系统可能存在,但实验室、药房、放射科三大辅助科室系统尚未实现。

(2)阶段1:实验室、药房、放射科三大辅助科室系统全部安装。

(3)阶段2:大的临床辅助科室向临床数据仓库(CDR)送入数据且该临床数据仓库为医生提供了提取和浏览结果的访问功能。CDR包含受控医学词汇库和初步的用于冲突检测的临床决策支持或规则引擎,文档扫描信息可能链接到CDR系统。

(4)阶段3:临床文档(如体温单、流程单等)是必需要求。护理记录、诊疗计划图和电子化用药管理记录系统(electronic medication administration records, eMAR)可获得加分,并被实现和以提供至少一种院内服务的形式与CDR相集成。实现用于医嘱录入中错误检测(通常药房中应用的药品/药品、药品/食物、药品/检验冲突检测)的初步决策支持。某种程度地通过PACS的医学影像访问成为现实,医生在放射科之外通过内部Intranet或其他安全的网络可以访问。

(5)阶段4:计算机化的医嘱录入系统(CPOE)加入到护理和CDR环境中,同时伴随第二级的基于循证医学的临床决策支持能力。如果一个患者服务区域实现了CPOE并且达到了上一个阶段,则本阶段已达到。

(6)阶段5:闭环式给药环境已完整的在至少一个患者服务区域实现。电子化用药管理记录(eMAR)和条形码或其他自动标识技术(如RFID)被实现并被集成到CPOE和药房系统,以保证最大化的患者给药过程中的安全。

(7)阶段6:完整的医生文书(结构化模板)在至少一个患者服务区域实现。第三级的临床决策支持对医生所有活动提供指导,这种指导以可变和遵从警告的形式或与协议和成效相关的方式提供。完整的PACS通过Intranet为医生提供医学影像,取代了所有的基于胶片的影像。

(8)阶段7:医院具有无纸化的EMR环境。医疗信息可以通过电子交易容易异地共享,或与区域卫生信息网络内的所有实体(其他医院、门诊部、亚急性环境、雇主、付费方和患者)进行交换。这一阶段允许医疗机构支持真正的电子健康记录。

三、电子病历的特点

(一)传输速度快

医务人员通过计算机网络可以远程存取患者病历,在几分钟甚至几秒钟内就能把数据传往需要的地方。在急诊时,电子病历中的资料可以及时地查出并显示在医师的面前。

(二)共享性好

现在使用的常规病历有很大的封闭性。医院诊治患者的记录只保存在本医院,如果患者到其他医院就诊则需要重新进行检查,这不仅浪费了宝贵的医疗资源,也使患者增加了不必要的痛苦;而采用电子病历后,则能够克服这些不足。患者在各个医院的诊治结果可以通过医院之间的计算机网络或患者随身携带的健康卡(光卡和IC卡)来传输。病历的共享将给医疗带来极大的方便。

(三)存贮容量大

由于计算机存贮技术尤其是光盘技术的进步,电子病历系统数据库的存储容量可以是相当巨大的,而且患者随身携带的健康卡(光卡或IC卡),其容量也是可观的。

(四)使用方便

医务人员使用电子病历系统可以方便地存贮、检索和浏览病历,也可以迅速、准确地开展各种科学研究和统计分析工作,减少了人工收集和录入数据的工作量,极大地提高了临床的科研水平。

四、电子病历的作用

取代纸质病历并不是发展电子病历的主要目标,更不能以此来衡量电子病历的意义所在,电子病历的真正作用在于它能为医疗相关的各个方面提供主动式的服务功能,包括病历检索、智能知识库、医学数据和质量统计、医疗评价、经济分析等。具体地讲,电子病历具有的作用可以概括为以下几个方面。

(一)提高医疗工作效率

电子病历系统为医生护士的日常工作提供了有力支持,通过方便的编辑工具和典型的病历模板,可以极大地提高病历书写效率,将医生从繁重的医疗文书工作中解放出来。计算机自动处理医嘱,同样可以减少护士不必要的转抄工作,降低差错概率。检查申请与结果的无纸化传递,可以加快结果的传递速度。病历的电子化可以实现患者信息的随时随地获取,医生不仅在病房,也可以在家里、在医院外的任何地方,通过网络获得患者信息。

(二)提高医疗工作质量

医生对患者进行诊断并做出治疗决定的过程,实质上是依据他所掌握的信息作出判断的过程。借助计算机和网络的优势,电子病历可主动智能地为医生提供充分有效的信息,辅助医生作出判断。这方面的作用包括:同类疾病的病历查阅,可帮助医生选择最佳医疗方案;智能知识库辅助医生确立医疗方案;医疗违规警告,如药品相互作用、配伍禁忌等,避免医疗错误;联机专业数据库,如药品数据库,供医生查询。电子病历还有助于规范医疗行为,如通过病历模板,可以提示医生进行必要的检查,避免遗漏,医嘱模板还可以规范护理操作,有助于提高医疗质量。

(三)规范病历书写

世界卫生组织公布的一项统计数字表明,6%的患者被错误地治疗,其中因为医生的字迹潦草使护士和患者错误执行医嘱是主要原因。电子病历系统提供各种规范的术语和名词,帮助医生形成完整的、规范的病历,对医生的各种修改保留修改的痕迹,把治疗过程中用到的各种医疗文书通过电脑的打印方式规范打印出来,使整个病历更加整洁、清楚,避免出现看不清或字迹潦草的病历而导致医疗失误的情况。

(四)为医院管理服务

传统的医疗管理主要是终末式管理,也就是各种医疗指标在事后统计出来,然后再反馈回医疗过程管理,这样的管理滞后于医疗过程。应用电子病历系统,各种原始数据可以在医疗过程中及时地采集,形成管理指标并及时反馈,达到环节控制的目标。如对3日确诊、术前住院日限制的实时监控,根据患者的用药情况,自动判断是否发生感染等。

(五)实现患者信息的远程共享

远程医疗的基础是患者信息的异地共享,应用电子病历,可为远程患者信息传递和共享提供有力支持。当患者转诊时,电子病历可随患者转入新的医院电子病历系统或提供访问权限。电子病历发展的高级阶段,必将是实现个人健康记录伴随患者流动。

（六）为宏观医疗管理服务

电子病历也为国家医疗宏观管理提供了丰富的原始数据库,管理部门可以从中提取各种分析数据,用于指导管理政策的制定。如疾病的发生及治疗状况、用药统计、医疗消耗等。当前正在实施的社会医疗保险制度,不仅在运行过程中需要病历信息实施对供需双方的制约,而且在医保政策及方案的制订上,也需要大样本病历作为依据。

（七）为科研和教学服务

电子病历不仅能使医务人员对医疗信息进行有效管理,同时也为他们的科研、教学工作提供了大量的实用工具与技术。

第三节 电子病历的信息内容

一、电子病历信息的组成

从信息组成的角度看,电子病历的信息可以由基础信息和诊疗信息组成。

（一）基础信息

基础信息是来自患者、家属的信息,主要体现在主诉、现病史、既往病史等方面,以及每次病程记录中患者或家属对疾病症状和体征的描述。

（二）诊疗信息

诊疗信息是来自医务人员的信息,主要体现在体格检查、病情分析和诊断方面;还有来自实验室化验、检查的信息,主要体现在各种医疗仪器设备对患者进行检测表达出来的结果。

二、信息的表现形式

从信息的表现形式分析,电子病历的信息可以分为文字型、图表型、影像型。

（一）文字型

文字型信息是病历的主要组成元素,可以是汉字、英文、数字或各种符号,常见于主诉、病史、病程、检测报告等。

(二)图表型

图表型信息是病历中以表格和图形出现的信息,常为坐标系的图表,如体温单中的体温、呼吸、心率曲线图,麻醉记录中的血压、心电图等。

(三)影像型

影像型通过放射线、超声波、光学内镜成像技术,形成的黑白灰(灰阶)或彩色图像,例如对心脏病患者,最常见有X线胸片、二维超声心电图、心导管及心血管造影录像等。

三、信息的分类

根据中华人民共和国卫生部2002年施行的《病历书写暂行规定》,可将病历中的信息分成如下几类。

(一)患者的一般信息

患者的一般信息如姓名、性别、年龄、婚姻、地址等应出现在病案首页、住院记录及每页病程记录栏上。

(二)症状信息

症状信息为患者和家属叙述的病痛信息,包括病痛的自我感觉、变化过程以及治疗后的效果,主要体现在主诉、现病史、既往史以及病程记录中,这类信息源可因患者的文化知识水平、医学卫生常识水平而相差很大,通常经过接诊医师的初步筛选、处理。

(三)体征信息

体征信息为主管或接诊医师、护士等医务人员通过眼、耳、鼻、手等感官,利用"望"、"触"、"叩"、"听"物理方法,或借助于听诊器、检眼镜等医疗器械观察得到的信息,是客观类的,这类信息可因医师的医疗水平和经验而不同。

(四)实验室检查信息

实验室检查信息为各种医疗仪器设备对患者全身或身体的一部分组织、细胞进行检测表达出来的信息。例如,通过放射线检查得到的X线影像胶片,通过超声波检查得到的声像图,通过多功能生化仪器检测得到血清酶活性数值。这些实验检查信息虽然种类多、变化大、数量广,但是由于这些仪器、设备的性能都是标准化的,所检测到的结果也是标准化的。

(五)诊断信息

这是医师根据患者的症状、体征、实验室检查结果,依据临床医学知识和疾病的演变发展规律,通过分析归纳所给出的结论。诊断信息应符合国际疾病分类法第10版(ICD-10)的标准。

(六)治疗信息

这是医师根据对患者的诊断和病情所实施的治疗信息,主要包括两大类:医嘱和治疗记录。

1. 医嘱

医嘱是主治医师为患者下达的指令,分为长期医嘱和短期医嘱,其内容除了包括患者的一般信息、时间信息、执行人员信息外,主要是具体的诊疗内容,它可以是药物(含有药物名称、剂量、给药方式、给药时间)等信息,也可以是手术(含有名称、部位、方式)等信息。

医嘱是病历的核心,它所包含的信息与诊断结果、疗效判断、费用生成等各个方面都有密切的内在联系。医嘱虽然千变万化,因人而异,但它所设计的药品信息、手术信息、实验室检查信息等都是比较规范的。

2. 治疗记录

治疗记录是医师、护士为患者治疗前后所做的记录,通常包括治疗时间、地点、方式、过程、效果、患者反应等信息,例如麻醉记录、手术记录等。

(七)疾病转归信息

患者在手术后和出院时,应说明治疗结果及疾病转归情况。由于对手术愈合类别已有明确规定(Ⅰ、Ⅱ、Ⅲ级/甲、乙、丙类),对出院情况也有明确规定(治愈、好转、未愈、死亡、其他)。

(八)费用信息

费用信息不仅包括单纯的金额,还包括很多其他的信息,例如:是否属于社会医疗保险,属于哪一种保险等,当其属于某种保险类型时,又会涉及在该种保险中每一种药物、检查、手术费用的摊派比例,支付方式,支付对象(保险部门、个人、医院)等信息。

(九)医护人员信息

病历为医师、护士及各级医务人员所记录,所以医护人员的信息将在每一页记录、每一项报告中出现,并通过签名等形式确认,这不仅是对患者负责,也是承担法律责任的依据。

四、电子病历信息的组织

通常情况下,一份病历就是围绕一个或多个问题进行的检查、诊断、医疗的过程记录。因此,病历的信息组织基本上采用Weed在19世纪60年代提出的以问题为中心的病历(problem-oriented medical record)组织方式。在这种以问题为中心的病历中，主要以SOAP结构对每个问题进行单独记录。S表示主观类症状信息，O表示客观类体征信息，A表示评定类信息，如检验结果评价、诊断等，P表示计划类信息，如治疗或处理措施等。以问题为中心的SOAP结构，更好地反映了医护人员的思路，反映了疾病演变的客观规律，使得病历的所有信息易于归类，有利于电子病历的标准化。

第四节　电子病历的实现及相关技术

一、电子病历的实现

电子病历的开发主体应该是医务人员和计算机技术人员，而不应该仅是计算机技术人员，因为电子病历的最终用户是医务人员，对它的功能、作用、内涵最清楚的人也是医务人员，只有他们的需要、期盼和实际应用才是EPR得以开发和完善的原始动力。

电子病历的实现方法有如下几种。

(一)建立电子病历的格式化模型

要实现EPR，首先要建立一个电子病历的格式化模型，这个模型必须符合我国现行关于病历书写规范的规定，而且这个模型不是固定不变的，它可以根据不同专科、不同病种进行动态组合。

(二)电子病历中的数据高度结构化和代码化

来自患者或医疗过程中的数据应该尽可能以结构化的形式为医师直接获取，并直接录入EPR中，当然，也应留有自然语言的文本输入方式，以备特殊情况下使用。对于自然语言处理的主要方式倾向于通过EPR的语音识别系统，自动提取并以结构化数据录入。

(三)系统设计及平台

系统设计可采用Internet/Intranet的体系结构，各种应用程序之间的通信由各个工作站按ISD标准自动管理。这种系统集成的平台可在Unix或Windows环境下，基于Internet，特别是WWW的技术开发。

(四)执行过程

在患者就诊医院的挂号处或住院处建立病历。随后在病区的医师及有关医务人员要输入患者的主诉、现病史、既往史、家族史、体格检查、治疗计划、申请实验室或影像学检查、治疗及检查结果等，同时护士要输入医嘱及护理信息。患者出院时，医师要输入出院小结，在EMR首页上输入主要诊断、其他诊断和手术操作名称，并在首页上签名以示负责。患者在出院处办理出院手续，结清住院费用，EMR即提交病案室。

二、电子病历的相关技术

(一)HL7在电子病例中的应用

HL7(health level seven)是标准化卫生消息传输协议，其目的是为不同异构的医疗卫生系统提供统一的信息交换接口，以利于信息的交换、系统的集成。

电子病历中的患者数据来源于各种不同的医疗信息系统，例如有来自HIS的患者一般信息、医嘱信息，来自LIS的检验结果信息，来自PACS的影像诊断信息等，电子病历所包括的医学知识、诊疗规则要调用病历知识库中的多种医学分类系统的术语。上述这些系统由于生产厂商不同、系统的组织架构不同、数据库逻辑组成不同、编码方式不同而互为异构系统，导致数据交换障碍。HL7接口引擎能将各个异构系统的数据提取出来，用XML语言表达，形成标准格式，传输到电子病历中。HL7还支持现行的多种经典的医学分类系统，如ICD-9、ICD-10、SNOMED等，为知识库的利用提供便利。因此，在电子病历系统服务器中引入HL7引擎，使其具备HL7的所有功能是十分必要的。

(二)XML在电子病历中的应用

1. XML的概念

XML(extensible markup language)即可延伸的标识语言。XML不仅是一种标识语言，还是一种结构化描述语言，是可以定义描述对象的源语言。XML文档自含结构，为不同系统间信息交换并互相"理解"提供了基础。

2. XML应用于电子病历的优势

XML技术特别适用于电子病历的描述、集成和存储，它有如下优势：

(1)XML采用了层次化的、面向对象的、结构化的描述方法，十分适合于描述病历的复杂内容，能够使病历内容层次化地展开和结构化地处理。

(2)XML是一种源语言，可以定义描述对象的结构，适合于病历中不同内容结构的变化，并保持病历的历史状态。例如对于病程记录、手术记录的文本格式，影像资料的视频格式，都能进行恰当处理。

(3)XML将内容与形式关联在一起，这不仅完整保留了病历的内容，而且保留了病历的外观格式，符合病历书写规范要求。

(4)XML与Internet的天然联系，可以通过浏览器直接浏览病历内容，不仅有利于移动设备(手机、笔记本电脑)调阅、录入电子病历及异地转诊、远程医疗，还有利于电子病历的开发和远程维护。

(5)XML具有继承病历的功能。它记录的是文本格式,不依赖于某一系统平台、软件或数据库格式,不因软硬件更新而被迫升级换代。通过DTD,无须修改现有的软件,就可以实现病历的继承。

(6)XML作为商务时代的"标准语言",拥有大量的开发应用工具,有利于病历内容的转换、传输、处理,具有持久的生命力。

(7)XML是一种强势的语言,允许用户在不违背规范的前提下,根据新的需求进行扩充,具有很大的适应性和灵活性,有利于在医学飞速发展的现状下病历内容的拓展。

(三)CDA在电子病历中的应用

1. CDA的概念

CDA(clinical document architecture)即临床文档结构,是一个适用于医疗保健领域内不同系统之间交换临床文档的标记标准,它可以对需要交换的临床文档的结构和语义制定标准,并定义如何在HL7中打包CDA文档。

一个CDA文档定义了一个完整的信息对象,它包括文本、图表、影像等。CDA的语义内容来源于共享的HL7参考信息模型,使用了HL7 V3的数据类型。CDA文档使用XML编辑、转换。CDA文档还可以与Internet连接,将自身转换输出到各种移动设备上。

2. CDA在电子病历中的应用

基于CDA的上述特征,显现出它非常适用于电子病历。CDA由"头(header)"和"体(body)"两部分组成,前者再分为文档信息、服务提供者、服务接收者和受访数据四部分,如图4-1所示。

CDA"头"的文档信息内容有文档的ID、文档标题(如"现病史")、有效时间、机密状态等。"服务提供者"包括文档的身份验证者、文档的生成者(某医师)、文档的录入者(某护士)、诊疗的提供者(某医师)和文档的存放处(某医院)等。"服务接受者"包括某患者或家属。"受访数据"描述了文档历次受访情况。CDA"体"包含了具体的临床文档信息,例如"现病史"的文字描述、CT的影像资料等。CDA"体"可由多层次嵌套的部分组成。

综上所述,CDA文档既支持结构化数据,又支持自由文本,能够解决两者并存的难题。在电子病历中,一些描述性内容首先尽可能地利用标准性术语,形成文本文件,然后用CDA标准去定义该文档的结构和语义,将其组成一个XML化的CDA文档,最后将CDA文档封装在HL7消息中,以消息包形式传输,并作为封闭化的数据类型存储于电子病历中,并可进行交换。

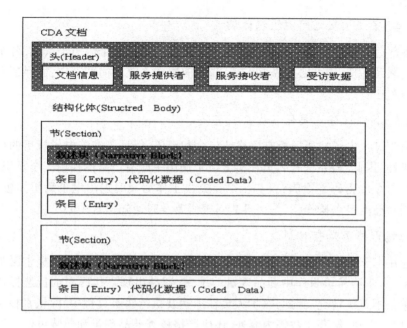

图 4-1　CDA 文档结构示意图

第五节　电子病历使用中的注意事项与安全机制

一、使用电子病历时应注意的事项

(一)做好系统数据初始设定工作

除对相应字典库进行维护外,还要由科室收集提供全部用药方式、与执行单对应关系、给药时间分配原则、病区系统参数及文本医嘱术语等信息,在各相应模块中给予分别设定,取消科室修改权限,防止出现时局错误。同时根据各临床科室医师提供的小剂量用药情况,由药库负责在医疗价目库增加小剂量用药医嘱。

(二)严格安全管理

对于调入、调出的工作人员,要及时增加、取消其代码及密码,防止非本病区人员进入医护平台而致使数据出错。

(三)严密组织数据切换

切换电子病历数据要集中时间,最好利用晚上时间进行,切换中要全员参加、严密组织、认真查对,力争一次成功。

（四）保证相互之间的组织协调

各部门良好的协调是运行电子病历的保证。由于各个应用子系统、各个部门之间的联系密切，因此必须做好各部门、各应用子系统的协调工作，以保证电子病历的顺利运行。

（五）加强医务人员保密安全教育

由于进入电子病历模板有严格的口令和密码，保证了实施电子病历的可行性和严肃性。因此，科室医务人员在实施电子病历中应有严格的保密安全意识，一是自己的口令和密码不泄露给他人；二是完成工作后及时退出电子病历模板，以免他人用自己的口令操作；三是一旦泄露密码要及时通知信息中心更换。

（六）严格医嘱查对制度

应用电子病历时，由执行医嘱本上的医嘱变为执行电子病历模板中医师下达的医嘱，由于药品价目库中药品剂量的统一，容易出现下达医嘱剂量选择错误或包装单位不符等情况。因此，医护人员在下达及执行医嘱过程中，除认真核对药品名称、用药方法、给药次数等内容外，还应严格核查药品剂量和包装单位。

（七）电子病历模板规范

编辑电子病历模板要严密、规范，由医务部（处）牵头，信息科组织，相关科室领导及技术骨干参加，研究制定模板编辑中病种分类、疾病选择，指定专人编辑，科室领导审核，医务部（处）把关，信息科技术指导，力争模板一次编辑成功。

（八）强化管理监控

电子病历的应用给管理者提出了新的要求，各级管理部门应根据部门的需要，了解医院信息系统的相关内容，便于进行管理监控。院领导、医务部（处）可以通过计算机网络及时了解患者的病情、用药、电子病历书写情况，监控、检测科室工作质量。

二、电子病历的安全机制

电子病历是对医疗过程的全部记录，涉及患者的隐私，保护患者的隐私是临床医师的职业道德和行业义务，不应未经患者同意公布于其他人，这种义务在一些国家同样以法律条文规定下来。

病历是具有法律效应的文件，病历数据具有法律证据作用。我国自2002年4月1日起施行《最高人民法院关于民事诉讼证据的规定》，特别是关于"医疗行为举证责任倒置原则"，使得病历中医疗数据的安全性愈发重要。

共享性是电子病历的优势。通过网络EPR中的医疗数据可以跨专科、跨医院、跨地域实现共享。那么,哪些数据可以共享,哪些数据不能共享,或在什么情况下才可以共享,这是电子病历安全性必须解决的问题。

实现电子病历安全要注意以下几点:

(1)电子病历要防止医学数据在存储和传输过程中丢失、被盗或损坏,例如对数据传输步骤予以加密措施。

(2)保持电子病历中数据的原始性和完整性不被他人随意修改。例如录入者可采用数字签名技术来保护医疗文件的真实,即医师完成医疗记录后,通过自己独特的密钥(可以是自定的,也可以是分配的)或是"生理钥匙"(指纹、虹膜)进行处理。

(3)保持电子病历时间的原始性和标准性,即自己已完成的记录经签字确认后也不允许修改,这时可采用第三方机构发放包含时间信息的电子证书(电子证书使用的时间为当地标准时间,可精确到秒)。个人密钥加电子证书的共同处理,使医疗文件留下了医师本人及第三方共同见证,而无法单方修改。

(4)为防止患者信息被未授权者使用,可建立EPR的授权认证机制。授权机制可按相关法规制度对不同的用户授予不同的权限(如读、写、改),对电子病历不同内容(如医嘱、病程记录、检测报告)进行不同的设置,从而防止对信息的误用和滥用。认证机制就是确认用户的合法身份,除传统的用户名或口令技术以外,可以使用IC卡电子钥匙进行"刷卡"进入电子病历,还可以利用指纹、虹膜识别技术等认证手段。

思考题

1. 纸质病历存在的问题有哪些?

2. 如何理解电子病例的定义?

3. 阐述电子病历的作用。

4. 电子病例的实现方法有哪些?

第五章　医学图像信息系统

第一节　医学图像

一、医学图像的概念

医学图像的起源可以追溯到1895年伦琴发现X射线。一百多年来,随着各种成像技术的问世与发展,医学图像获得了广泛的应用,并成为临床诊断的主要依据。现代医学图像主要是指应用常规X射线摄影(ordinary radiography)、计算机X射线摄影(computed radiography,CR)、数字X射线摄影(digital radiography,DR)、数字减影血管造影(digital subtraction angiography,DSA)、X射线计算机断层扫描(computed tomography,CT)、磁共振成像(magnetic resonance imaging,MRI)、超声成像(ultrasound system imaging,USI)、核医学成像(nuclear medical imaging,NMI)、内镜检查术(endoscopy)和病理显微术(pathological microscopy)等技术所获得的图像。

二、常用医学图像的种类

(一)X线图像

X线图像利用人体器官和组织对X线的衰减不同,透射的X线的强度也不同这一性质,检测出相应的二维能量分布,并进行可视化转换,从而可获取人体内部结构的图像。

与常规X片图像的形成过程相比,X线数字成像系统形成数字图像所需的X线剂量较少,能用较低的X线剂量得到清晰图像。可利用计算机图像处理技术对图像进行一系列处理,从而改善图像的清晰度和对比度等性能,得到更多的可视化诊断信息。

计算机X线摄影是X线平片数字化的比较成熟的技术。CR系统是使用并可由激光读出X线成像信息的成像板(imaging plate,IP)作为载体,经X线曝光并读出处理信息,形成数字式平片图像。

数字X线摄影是在X线影像增强器——电视系统的基础上,采用模/数转换器将模拟视频信号转换成数字信号后送入计算机系统中进行存储、分析、显示的技术。数字X线摄影包括硒鼓方式、直接数字X线摄影(direct digital radiography,DDR)和电荷耦合器件(charge coupled device,CCD)摄像机阵列方式等。数字减影血管造影(digital subtraction angiography,DSA)是利用数字图像处理技术中的图像几何运算功能,将造影剂注入前后的数字化X线图像进行相减操作,获得两幅图像的差异部分——被造影剂充盈的血管图像。目前DAS有时间减影 (temporal subtraction)、能量减影(energy subtraction)、混合减影(hybrid subtraction)和数字体层摄影减影(digital tomography subtraction)等类型。

(二)X线CT图像

X线CT是以测定X射线在人体内的衰减系数为物理基础, 采用投影图像重建的数学原理,经过计算机高速运算,求解出衰减系数数值在人体某断面上的二维分布矩阵,然后应用图像处理与显示技术将该二维分布矩阵转变为真实图像的灰度分布,从而实现建立断层图像的现代医学成像技术。概括地说,X线CT图像的本质是衰减系数成像。

与传统的X线检查手段相比,CT具有以下优点:能获得真正的断面图像,具有非常高的密度分辨率,可准确测量各组织的X线吸收衰减值,并通过各种计算进行定量分析。

(三)磁共振图像

磁共振图像系统通过对处在静磁场中的人体施加某种特定频率的射频脉冲,使人体组织中的氢原子受到激励而发生磁共振现象,当中止脉冲后,氢原子在弛豫过程中发射出射频信号而成像。目前,MRI成像技术的进一步研究仍主要集中在如何提高成像速度方面。另外,功能性MRI的出现进一步扩大了磁共振影像的临床应用范围。磁共振血管造影(magnetic resonance angiography,MRA)可以发现血管的疾病,与三维显示技术相结合能够为诊断提供更多的可视化立体信息。磁共振波谱分析(magnetic resonance spectroscopy,MRS)亦是研究的热门课题,有可能在获得病人解剖结构信息的同时又得到功能信息, 将MRS与MRI进行图像融合,能够获得更多的有价值的诊断信息。

(四)超声图像

频率高于20 000 Hz的声波称为超声波。超声成像就是利用超声波在人体内部传播时组织密度不连续性形成的回波进行成像的技术。依据波束扫描方式和显示技术的不同,超声图像可分为:A型、M型、断层图像的B型和多普勒D型显示等。

可能会给医学影像领域带来巨大影响的新的超声成像技术研究是三维超声成像。三维超声影像具有图像立体感强、可以进行B超图像中无法完成的三维定量测量、能够缩短医生诊断所需的时间等特点,是一种极具发展前景的超声成像技术。

(五)放射性核素图像

放射性核素成像(NMI)技术是通过将放射性示踪药物引入人体内,使带有放射性核素的示踪原子进入要成像的组织,然后测量放射性核素在人体内的分布来成像的一种技术。放射性核素成像技术能够反映人体内的生理生化过程,能够反映器官和组织的功能状态,可显示动态图像,是一种基本无损伤的诊断方法。

(六)医用红外图像

人体是天然热辐射源,利用红外线探测器检测人体热源深度及热辐射值,并将其转变为电信号,送入计算机进行成像。红外图像用来诊断与温度有关的疾病。系统根据正常与异常组织区域的热辐射差,得出细胞新陈代谢相对强度分布图,即功能影像图,用于对浅表部位肿瘤、乳腺癌及皮肤伤痛等疾病的诊断。

(七)内窥镜图像

内窥镜是一种直接插入人体的腔管内进行实时观察表面形态的光学诊断装置。光纤内窥镜使用的纤维束有两种:一种是传递光源以照明视场的导光束;另一种是回传图像的传像束。电子内窥镜的发明为内窥镜影像的临床应用提供了一种新的技术,具有轮廓清晰、可以定量测量等特点,三维立体内窥镜系统还可产生逼真的立体图像。

(八)显微图像

显微图像一般是指利用显微镜光学系统获得的关于细胞、组织切片的二维影像。目前,处理和分析显微图像的主要工具是图像分析仪,它应用数字图像处理技术、计算机技术和形态计量学方法,实现对细胞、组织的定量分析,并可进行三维重组和动态显示。

不同成像方法获得的数字图像像素不同,不同图像成像系统也影响图像像素显示亮度和色彩变化的层次。如某个X线图像成像系统的X线强度变化的转换数位是8 bit,有0~255个变化层次级差;另一个X线图像采集系统的X线强度变化的转换数位是10 bit,有0~1 023个变化层次级差。对于同样幅度的X线,后一个X线图像采集系统记录了更多X线强度变化的细节,当X线强度变化转换成显示的明暗后,我们从显示图像上能看到更多明暗变化的细微差别,意味着能区分人体组织更多细节的差异。

不同成像方法在一次检查中所获取的图像数量差别很大,MRI一组检查其至可能获得上千幅图像。不同成像方法获取的人体信息也不一样,如核医学图像尽管只有1.6万像素,但因其能获取生理学信息,常用于肾功能检查。表5-1为常见医学图像主要参数特征比较。

表 5-1　常见医学图像参数特征比较

	CR	MRI	CT	US	NM
像　素	2 048×2 560	256×256	512×512	512×512	128×128
数　位	12	10	12	8	8
图像数量(幅)	2	100	60	30(静态)	30
字节(M)	12	20	30	7.5	0.5
生理学信息	No	Yes	No	No	Yes
费　用	中	高	高	低	中

第二节　医学数字图像通信标准

医学数字图像通信标准(digital imaging and communication in medicine,DICOM)是详细规定医学图像及其相关信息的交换方法和交换格式的标准体系,由美国放射学院(American College of Radiology,ACR)和美国国家电子制造业协会(National Electronic Manufactures Association,NEMA)共同制定和颁布。它为实现医学图像设备和系统间有效的数据和功能互操作提供了机制定义,还提供了医学图像设备和系统对DICOM标准执行和遵从性确认的相关定义。DICOM标准已经成为医疗图像设备的图像通信或交流的国际规范。

一、DICOM的主要内容

目前,医学数字图像通信协议3.0版(DICOM 3.0)由14个相关却又相对独立的部分组成。

第1部分:DICOM标准介绍和概观(introduction and overview)。简单介绍了DICOM的概念、组成、内容及评价。

第2部分:一致性声明(conformance)。描述了对DICOM以下几部分内容的兼容要求,详细说明了生产厂商该如何描述自己的DICOM产品。包括信息对象、服务类、传输协议、编码方法等。

第3部分:信息对象定义(information object definitions,IOD)。利用面向对象的设计方法,采用"E-R模型",使用"信息对象定义"把具体事物映射到DICOM的应用范围之内。

第4部分:服务类定义(service class specifications)。服务类是对现实中医学信息间的传输和通信的抽象概括,包括作用于信息对象的命令及其结果。

第5部分：数据结构和编码（data structure and encoding）。说明了当两端以DICOM标准通信时，其间的数据流是以何种结构出现，以何种方式编码的。

第6部分：数据字典（data dictionary）。DICOM以数据元素表征信息对象的属性，数据字典给出了各数据元素精确的定义，包括一个唯一标识符（含组号和元素号）、一个名称、一个数据类型以及使用说明。

第7部分：消息交换（message exchange）。消息是两个符合DICOM标准的应用实体之间进行通信的基本单元。该部分定义了DICOM应用实体间消息交换的服务和协议，包括连接的建立和终结协议、消息的编码和交换协议。

第8部分：消息交换的网络通信模式（network communication support for message exchange）。阐述了在网络环境下，DICOM进行通信所必需的上层协议。DICOM可支持IDO-OSI协议和TCP/IP协议。在此说明了它们对DICOM通信连接及消息交换的封装规则。

第9部分：消息交换的点对点通信模式（point-to-point communication support for message exchange）。说明了DICOM支持的点对点通信协议，包括物理接口和数据协议。

第10部分：数据媒体存储方式和文件格式（media storage and file format for data interchange）。这一部分详细说明了可移动媒体上的医疗成像资料存储的一般模式，目的是提供一个框架，允许各类医疗成像和存在物理介质上的相关资料进行互换。

第11部分：介质存储策略（media storage application profiles）。说明了具体介质存储的策略问题。

第12部分：数据交换的存储功能和媒质格式（storage functions and media formats for data interchange）。具体定义了某个媒质和文件系统，说明了每种物理介质和文件系统是如何对应的。

第13部分：点到点打印管理（print management point-to-point communication support）。定义了具体的打印管理。

第14部分：灰度显示功能（grayscale standard display function）。用来提供映射数字图像值为一定范围亮度的一种客观、定量机制。它的一个应用就是知道数字图像和在不同显示设备显现的图像如何能产生比较好的视觉连贯性的显示亮度之间的关系。

DICOM标准具有良好的可扩充性，不但可以单独对某个部分进行扩充，也可以将增加和修改的内容放到附录中。DICOM 3.0各部分的关系如表5-2所示，其中左半部分支持网络和点对点通信，右半部分支持可移动介质通信。

表 5-2　DICOM 3.0 的各个层次关系

第1部分：DICOM标准介绍和概观			
第2部分：一致性声明			
第4部分：服务类定义	第3部分：信息对象定义	第11部分：介质存储策略	
第5部分：数据结构和编码			
第6部分：数据字典			
第7部分：消息交换		第10部分：数据媒体存储方式和文件格式	
第8部分：消息交换的网络通信模式	第9部分：消息交换的点对点通信模式	第12部分特殊媒质格式和物理介质	第13部分点到点打印管理	第14部分灰度显示功能

二、DICOM 3.0的特点和意义

(1)广泛适用于网络环境。DICOM 3.0支持基于OSI和TCP/IP 等通用工业标准的网络环境，IP协议负责将数据打包并送往目标计算机，处于更高层的TCP协议负责管理IP协议的打包过程，从而为远程医疗创造了条件。

(2)采用面向对象设计，引入服务类概念，封装了命令及其操作数据。

(3)确定了DICOM兼容的程度。

(4)多文档结构，便于标准阅读和扩展。

(5)引入信息对象概念。信息对象不仅包括图形和图像，还包括检查(study)、报告(report)等广义上的各种信息对象。

(6)建立了唯一标识各种信息对象的方法。这对在网络环境下清晰地定义信息对象之间的关系具有关键意义。此标准建立的目的是推动开发与厂牌无关的医疗数字影像的传输与交换技术，促使影像存储与传输系统PACS的发展与各种医院信息系统HIS的结合。

三、DICOM的通信机制

在DICOM标准中,采用了client/server 架构,根据角色的不同, 分为SCP和SCU。所谓的SCP(service class provider,服务类提供者)是负责提供对于影像数据的各种服务,扮演的是server的角色;而SCU(service class user,服务类用户)则是使用这些服务的一方,也就相当于client 的地位。

为了通信的双方明确各自的任务,DICOM 中一共规定了 14 种服务类,主要包括验证(verification),存储(storage),查询/检索(query/retrieve),以及如患者管理(patient management),打印管理(print management)等服务类。每种服务类完成特定的功能,双方能支持的服务类需要在连接时协商确定。在实现通信的过程中,必须先进行连接协商,确定所传送数据的类型、结构和编码方式,协商成功后才真正进行数据的传输过程。

（一）连接协商

连接协商的目的在于确定交换哪些数据及数据如何编码。

协商的内容包括：

（1）应用层上下文。定义应用服务单元、相关操作及其他应用实体正常工作所需信息。

（2）表示层上下文。具体定义数据表示，包括表示层上下文 ID、抽象语法和传输语法。

（3）应用实体的连接信息。包括应用层PDU的最大长度、应用实体身份。

（4）SCP/SCU角色选择。连接请求方可能是SCU或SCP，也可能既是SCU又是SCP。

（5）服务类扩展协商。协商有关服务类的其他内容。

（二）数据传送

连接协商成功后，DICOM通信双方已经对将要进行传输的数据内容及编码方式达成一致。此时协议将DICOM命令和DICOM文件组装成PDU（协议数据单元），并利用PDU服务传送数据。DICOM定义数据传送PDU（P-DATA-TF PDU）的结构如图5-1所示。每个数据传送PDU可以包含一个或多个PDV（Presentation Data Value），DICOM命令和数据以流的形式放在 PDV 中。

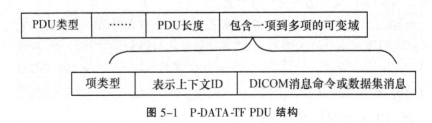

图 5-1　P-DATA-TF PDU 结构

第三节　医学图像存储与传输系统

一、医学图像存储与传输系统的定义

医学图像信息系统通常称为医学图像存储与传输系统（picture archiving and communication system，PACS），是医院信息系统中的一个重要组成部分，是使用计算机和网络技术对医学影像进行数字化处理的系统，主要解决医学影像的采集和数字化图像的存储和管理，数字化医学图像的高速传输，图像的数字化处理和重现，图像信息与其他信息的集成等方面的问题。从根本上改变了传统的医学图像采集、显示、存储和输出的模式,逐步实现无胶片、电子化医学图像的管理。

二、PACS的发展

(一)第一阶段(20世纪80年代中期至20世纪90年代中期)

PACS的概念提出于20世纪80年代初,建立PACS的想法主要是由两个主要因素引起的:一个是数字化影像设备,如CT设备等的产生使得医学影像能够直接从检查设备中获取;另一个是计算机技术的发展,使得大容量数字信息的存储、通信和显示都能够实现。在20世纪80年代初期,欧洲的发达国家及美国等基于大型计算机的医院管理信息系统已经基本完成研究阶段而转向实施,研究工作逐步转向为医疗服务,如临床信息系统、PACS等方面。在欧洲的发达国家、日本和美国等相继建立起研究PACS的实验室和实验系统。随着技术的发展,到20世纪90年代初期已经陆续建立起一些实用的PACS。

在20世纪80年代中后期所研究的医学影像系统主要采用的是专用设备,整个系统的价格非常昂贵。到20世纪90年代中期,计算机图形工作站的产生和网络通信技术的发展,使得PACS的整体价格有所下降。

(二)第二阶段(20世纪90年代中期至20世纪90年代末期)

计算机技术、网络技术快速发展,特别是PC机性能大大提高,使PACS用户的终端速度和功能加强了,而显示技术的发展和显示质量控制软件的出现,使图像显示质量基本达到读片要求,PACS诊断价值开始得到临床的认可。应诊断和信息保存的需求,出现了放射科信息系统(RIS)。临床的应用是人们关注的主要问题,即在检查登记、图像存取、储存、分发、诊断等步骤中PACS如何与RIS沟通,提高工作效率。这阶段人们已经认识到医学影像系统应该是医院信息系统中的一个重要组成部分,PACS应该与其他系统相互沟通信息,形成一个医院信息的整体。

(三)第三阶段(20世纪末至今)

随着应用的不断发展,DICOM标准被广泛接受,PACS、RIS与HIS全面结合,PACS被用于远程诊断。显示质量控制软件技术进一步发展,新的显示设备出现。PACS系统中引用临床专用软件,利于辅助诊断和治疗。无胶片化的进程,促使人们开始研究PACS系统的安全性。

三、PACS的类型及特征

(一)全规模PACS(full-service PACS)

全规模PACS涵盖了全放射或医学影像学科范围,包括所有医学成像设备、有独立的影像存储及管理子系统、足够量的图像显示和硬胶片拷贝输出设备,以及临床影像浏览、会诊系统和远程放射学服务。

（二）数字化PACS(digital PACS)

数字化PACS包括常规X线影像以外的所有数字影像设备(如CT、MRI、DSA等)，常规X线影像可经胶片数字化仪进入PACS，具备独立的影像存储及管理子系统和必要的软、硬拷贝输出设备。

（三）小型PACS(mini-PACS)

小型PACS局限于单一医学影像部门或影像子专业单元范围内，在医学影像学科内部分地实现影像的数字化传输、存储和软拷贝显示功能。

小型PACS具备医学数字影像传输标准(DICOM)的完全遵从性，是现代PACS不可或缺的基本特征。在近年的文献中提出了"第二代PACS"(hospital integrated PACS,Hi-PACS)的概念,其基本定义即指包括了模块化结构、开放性架构、DICOM标准、整合医院信息系统/放射信息系统(HIS/RIS)等特征的full-service PACS范畴。

四、PACS管理结构模式

（一）集中管理模式(central management)

由一个功能强大的中央管理系统(服务器)及中央影像存储系统(central archiving)服务于所有PACS设备和影像,提供集中的、全面的系统运行和管理服务。该模式有利于对系统资源和服务实施进行有效的管理，但该模式对网络带宽及传输速率、管理系统设备软件和硬件性能及稳定性要求较高。

（二）分布式管理模式(distributed management)

PACS由多个相对独立的子单元(系统)组成,每一个子单元有独立的存储管理系统,可以设或不设中央管理服务器,但通常应具有一个逻辑上的中央管理系统/平台。该模式也可以由多个mini-PACS整合形成。分布式管理模式有利于减轻网络负荷,但对资源和服务的管理、利用效率可能不及集中管理模式高。

五、PACS的组成

一个PACS系统,主要包括的内容有图像采集、传输、存储、压缩、显示、处理以及打印。硬件主要有接口设备、存储设备、主机、网络设备和显示系统。软件的功能包括通信、数据库管理、存储管理、任务调度、错误处理和网络监控等。

（一）图像采集

图像采集是本系统的"根",是系统能够正常运行的基本点。只有采集到图像后,才能进行后续的显示、处理等工作,采集的图像质量决定PACS系统是否可用以及是否具有实际意义。

图像的采集可分为两种类型:一是静态图像,主要是单帧图片,例如腹部超声发现的结石图像;二是动态图像,为一段或多段连续的图像系列,如心脏超声可以采集一个或多个心动周期的图像。根据超声仪器的特点,决定了其图像采集的方式,目前大体有两种方式:数字图像的采集及视频图像的采集。

(1)数字图像采集:数字图像直接通过网络实现图像采集。以超声仪器为例,该方式的前提:一是超声仪器为数字化超声仪;二是其图像支持国际医学图像标准,如DICOM或其他标准;三是开发支持对应格式的图像存储、显示等软件。该方式实现起来比较简单,只要超声仪通过网络与图像存储设备连接即可。该方式要求超声仪器本身支持DICOM或其他标准,但它是超声图像采集的最终方式,将来很可能是超声仪器的基本配置。

(2)视频图像采集:视频图像的采集是将超声仪器输出的视频信号通过计算机转化为数字信号。它具体是通过图像采集卡将超声仪器的图像采集到工作站,然后保存到存贮设备中。该方式目前基本满足于所有的仪器,实现的条件也比较成熟。

(二)传输

图像的传输存储过程是将采集到的位于超声工作站上的图像按一定格式、一定的组织原则存储到物理介质上,如服务器、光盘等,以备使用。传输必须考虑的问题是存储格式、存储空间、存储介质等问题,可以使用的存储格式为:TIF、TGA、GIF、PCX、BMP、AVI、MPEG、JPEG、DICOM,我们选择比较通用的AVI格式或DICOM格式。

(三)存储

现用存储介质有以下几种:

(1)硬磁盘:用于临时存储采集的图像或显示的图像,在图像采集工作站上或者专门的图像服务器上皆配备该设备。

(2)光盘存储器:光盘存储器即CD-R盘片,一张盘片存储量可达到650 MB或更大,多张光盘可组成光盘塔、光盘阵,以实现大量数据的存储。

(3)流磁带库。

(四)压缩

图像压缩方法很多,但医学图像必须保证图像能完全还原为原图式样,也就是说,必须为无失真压缩(或称无损压缩)。目前几种实用标准为ISO(国际标准化组织)和ITU(国际电信联盟)制定的JPEG、H.261以及MPEG等。

（五）显示

图像的显示必须满足的条件是不依赖于硬件，也就是说通过软件实现图像显示。动态图像可以动态显示，也可以静态显示。图像可方便地在院区的工作站（如医师工作站）上显示，采集的图像能充分共享，以达到图像采集的目的。图5-2所示为X线图像，图5-3所示为CT图像。

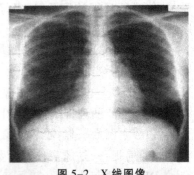

图 5-2　X 线图像

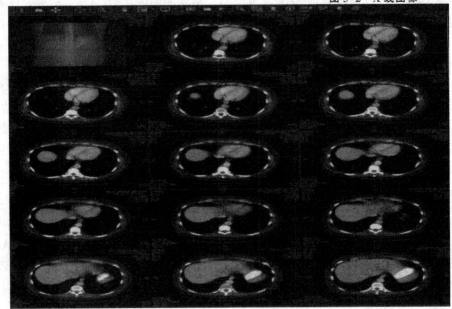

图 5-3　CT 图像

（六）处理

图像处理目前包括图像放大缩小、灰度增强、锐度调整、开窗以及漫游等，图像面积、周长、灰度等的测量。

（七）打印

生成规范的、包括图像的超声诊断报告单。图像打印时用户可以选择1~4幅图像，呈方阵排列，如果配备彩色激光打印机或喷墨打印机则可打印出非常漂亮、基本满足医学需要的报告单。

六、PACS的主要功能与应用

相对于传统的胶片，使用PACS的数字图像减少了制造和购买胶片及相应化学制品的费用,昂贵的胶片存档空间被更小、更洁净的数据处理和存储设备所代替。PACS减少了管理胶片的人员费用,将不再有胶片的丢失、错放、老化等问题,对已存储的图像进行多份拷贝变得既简单又直接,PACS有完善的统计与查询手段。概括起来,PACS主要有以下几方面的功能。

(一)用计算机来管理和保存图像

用计算机来管理和保存图像以取代传统胶片库,通过自定义显示图像的相关信息,如姓名、年龄、设备型号等参数,提供医学图像的缩放、移动、镜像、反相、旋转、滤波、锐化、伪彩、播放、窗宽窗位调节等功能。

(二)用专业的二维或三维分析软件辅助诊断

医生用影像工作站来读片,取代了传统的胶片与胶片灯;利用软件提供的ROI值、长度、角度、面积等数据的测量、标注、注释等功能进行辅助诊断。现代的计算机辅助诊断功能越来越多,有些软件可自动计算出左右心室的容量、喷射指数;有的可标注出血管狭窄、钙化位置、乳腺癌可疑点等;有些还可提供PET SUV值和CT值等。计算机辅助诊断和三维图像技术的发展已经受到业界的极大关注,由于新的CT、MR、USI、ECT、PET、DR、DSA的发展速度越来越快,产生的图像数据也越来越多,导致了医生的阅片工作量越来越大。诊断同样的病,过去医生只要看12张CT断层,现在16层CT一下就扫出600张全身断层图片,医师通过图片能够很快而准确地找到关键断面和病灶。

(三)标准化的全院网络

通过DICOM 3.0国际医疗影像通信标准和诊断工作站将全院各科室临床主治医师、放射科医师和专科医师以及各种影像、医嘱和诊断报告联成一网。新版本的DICOM标准定义了hanging protocol(挂片协议)、grayscale softcopy presentation state(灰阶图像显示状态)、print presentationLUT(打印调色板)等。

(四)基于网络的电子通信方式使远程诊断和专家会诊更加便捷

现代Web、E-mail等新技术已经可以完全取代传统的胶片邮寄、电话、书信等通信形式,支持影像数据的远程发送和接收。

(五)专业医疗影像诊断报告软件取代了传统录音和纸笔

专业医疗影像诊断报告软件支持设备间影像的传递,提供同时调阅患者不同时期、不同影像设备的影响及报告功能。支持DICOM 3.0的打印输出,支持海量数据存储、迁移管理。

第四节　放射科信息系统

在现代化医院，放射科产生的各种图像在疾病诊断中具有非常重要的作用。放射学信息系统(radiology information system,RIS)是医院重要的医学影像学信息系统之一，它与PACS系统共同构成医学影像学的信息化环境。

一、RIS定义

RIS是基于医院影像科室工作流程和任务执行过程管理的计算机信息系统，主要实现医学影像学检查工作流程的计算机网络化控制、管理和医学图文信息的共享，并在此基础上实现远程医疗。RIS包括病患者安排系统、放射科管理系统等，涵盖了从患者进入放射科后的全部文本信息记录、放射科的日常工作管理和病例统计。

发展RIS系统的最终目的就是要有效地提高放射科的工作效率，最终提高医学影像诊断的精确度和效率，提高医院的综合诊断水平，使医院具有为病人提供完善、优质的医疗服务的能力，真正步入规范化和高速发展的阶段。

二、RIS系统的建设目标

在医院放射科，工作流程分为两个阶段：第一阶段是拍片并获得图像数据信息；第二阶段是医生读片，进行医学图像处理操作并作出诊断。为了提高放射科技术人员和医生的工作效率、降低出错率、便于获取信息，RIS系统在创建的过程中需要朝着以下四个目标努力：

(1)有效提高放射科室设备的利用率，从而缩短患者的排队时间，同时也能减轻医生的工作量，进一步提高放射科管理水平。

(2)能够实现自动和选择划价，保证计费的实时性和准确性，从而提高经济管理水平。

(3)帮助医生完成检查报告处理，方便医生查询医院内各科室的信息。

(4)检查工作量，对工作质量进行管理。

三、RIS的功能

RIS系统分为预约、检查、报告、查询、统计、管理6大模块。

(一)预约模块

(1)登记：患者信息可直接录入，通过姓名等从RIS数据库中调用，或从HIS数据库中调用;检查信息可直接录入或从HIS数据库中调用,亦可考虑应用模板;临床信息可直接录入或从HIS数据库中调用。急诊患者的个人信息可以暂缓录入。

(2)复诊检索:对于复诊患者,按影像设备、检查项目、检查医师、患者来源(临床科室)进行检索。

(二)检查模块

(1)检查任务生成:在Worklist任务列表中预分配检查任务(检查项目、影像设备、检查医师,预估检查时间),标记为预约任务,并按照影像设备、检查项目、检查医师、患者来源、预约时段单位等表项对检查任务进行设置。

(2)检查任务传递:通过MWL服务,将设备申请的检查任务传递给设备。

(3)检查状态监控:直观显示候诊状态,跟踪检查情况。

(4)检查状态变化:按照检查状态,改变患者相应的属性。

(5)异常处理:可适当调整,追加、修正、取消检查安排,优先权机制允许特殊患者插入。

(三)报告模块

(1)报告模板:常用医学模板功能,方便撰写报告。

(2)患者文字信息导入:患者信息、检查名称、检查方法、临床信息、影像表现、诊断等信息分类引入,或录入患者图像信息,导入报告中的图像框提取图像。

(四)查询模块

(1)分类查询:可按患者姓名、性别、年龄、检查日期、检查设备、检查项目、检查部位、检查医师、临床医师、临床科室、主治医师、诊断名称、代码分类检索或组合查询。

(2)打印功能:可打印检索结果和相关详细信息。

(五)统计模块

(1)分类统计:可以按照不同的统计图表显示设备使用频度、检查内容频度、检查部位频度、医师诊断频度、分组频度、诊断内容数、日均检查次数等。

(2)用户定义统计:医院科室自定义统计方式和内容。

(3)打印功能:可打印结果和相关详细信息。

(六)管理模块

(1)系统管理:主要是系统环境设定、新增设备设定和RIS与HIS、PACS接口的设定。

(2)用户管理:对用户实行多种权限管理。

(3)数据管理:基本数据维护、检索机制的设定、资料库的备份和复原。

四、RIS与HIS的连接

在病人就诊过程中,医院中各个部门及其工作是一个整体,实现以电子病历为载体的全程数据记录与HIS的信息共享, 这就要求RIS和医院的其他系统相连,以便将各系统集成起来实现有效地信息通信与共享,充分发挥医学影像信息在诊疗过程中不可替代的作用。

HIS与RIS的集成需要达到两个目标:一是数字化申请,门(急)诊和住院医生可以通过网络发送给放射科检查申请,放射科安排好预约并核算出基本检查治疗费用,要求病人缴费,所有产生的费用直接登记并录入到HIS费用中;二是发放数字化报告,将完成的检查、治疗和报告、图像通过网络反馈给发出申请的医生工作站。

思考题

1. 常见医学图像的种类有哪些?

2. DICOM 3.0主要由哪几部分组成?

3. 何谓PACS? PACS主要由哪几部分组成?

4. PACS可分为几类?

5. 何谓RIS? RIS主要有哪些功能?

第六章 实验室信息系统

第一节 实验室信息系统概述

随着临床检验诊断技术的快速发展,医院中心实验室拥有的检验设备越来越多,自动化、数字化程度越来越高,开展的检验检测项目也越来越复杂。为了适应现代化实验室管理的需要, 进一步提高检验检测工作效率和临床检验监测质量,更好地为临床诊断提供全面准确的检验数据,大多数医院已经开始注重实验室信息系统的建设。

一、实验室信息系统定义

实验室信息系统(laboratory information system,LIS)是指利用计算机网络和信息技术,实现临床实验室业务信息和管理信息的采集、存储、处理、传输、查询,并提供分析及诊断支持的信息管理系统。随着计算机技术的不断发展,LIS所要处理的数据信息一般包括受检者(患者或体检者)信息、样本信息、检验申请信息、检验结果及结论信息,以及实验室运作、管理等辅助信息。

实验室信息系统的信息可分为两类。

(一)临床实验业务信息

最多最主要的是每天产生的各种检验申请、检验结果、剂量消耗等。在一所综合医院,临床用于诊断及病情观察的信息70%以上来自实验室,这一部分信息可称之为临床检验信息,是临床医疗信息系统的组成部分。

(二)实验室管理信息

实验室在人事管理、物资管理、经济管理等过程中产生的信息可称之为实验室管理信息,它是医院管理信息系统的组成部分。

二、实验室信息系统的发展

从信息技术的应用,可以将LIS的发展分为四个阶段。

(一)仪器应用阶段

自20世纪50年代开始,将芯片级的微型计算机内置在检验仪器内部,进行信息采集和处理,包括仪器内部检验过程的控制,数据的采集、处理、输入和输出。由于芯片级微机存储和处理的能力有限,计算机主要用于仪器内部控制和处理检测数据,很少涉及与样本相关的其他信息,有的仪器一次检测能处理多个样本,但仅处理简单的样本编号。这一阶段的特点是信息处理功能与仪器合为一体,开发信息处理功能的是仪器生产厂商,主要目标是解决仪器如何代替人工进行样本检测。

(二)单机应用阶段

大约自20世纪70年代后期开始,随着PC技术的发展,开始出现单机版的LIS,即为检验仪器配置一台PC,通过接口与仪器通信,利用PC的存储处理能力,采集处理检验申请和与样本相关的信息,并进行结果存储和下一步处理,打印报告等信息。这一阶段的特点是信息处理系统与仪器分离,能在任何PC上运行,可以由软件开发商开发信息处理系统,功能开始转向支持临床实验室检验业务需求。

(三)网络应用阶段

大约自20世纪80年代开始,基于网络技术的应用,网络版LIS系统连接多台仪器,数据集中在服务器存储,检验申请、患者信息等能一次录入多机共享,系统功能模块化。并随需求不断丰富,开始支持采样、传递、预处理等过程管理,加强内部管理和信息利用,如质量控制、试剂管理、结果数据分析等,LIS系统开始与EPR、HMIS、社区卫生服务系统整合。

(四)全面自动化阶段

自20世纪90年代早期开始,利用自动化技术进行样本传递、分检、分送、预处理和保存,用医嘱信息直接控制设备和仪器,使每个样本自动完成了临床实验室内部的检验业务流程,降低了差错,提高了工作效率,加强了检验业务流程的管理,院间检验结果共享开始付诸实践。

三、实验室信息系统建设的目的

(一)提升实验室的整体运营能力

通过实施LIS,简化了工作环节,加快了样本处理的速度,提升了实验室的样本吞吐能力;通过实施LIS,提高了工作的自动化程度,有效减少了人为因素对实验准确性产生的干扰,保证了实验运行的可靠性及结果的客观、公正性,提升了实验室的信誉度;通过实施LIS,能减少医务人员接触检验样品的机会,降低医务人员的工作危险性和工作量,改善工作环境。

(二)提高实验室的管理水平

通过LIS信息的高度透明及高度共享,管理者可以有效地进行成本控制、质量控制、工作量化考核、任务分配、项目经营分析等管理工作,使管理者及时了解实验室里检验仪器以及人员等各方面的运作状况。

(三)规范分析工作流程

LIS系统为每个分析样本在实验室的流转建立严格程序,实现分析检测工作流程化;LIS可以将责任细化到每个工作岗位,帮助实验室建立有效的监督机制,保障实验室运营的规范化。

(四)提高分析数据的可靠性

智能化的数据采集方式,把有关的病人信息、检验信息、诊断信息、财务信息等在每个运行操作过程中自动记录,并可以从网上获取,这就免去了许多手工记录和存档工作。建立患者数据库系统可方便地获取病人的信息以及人口统计数据、病理统计数据等。自动采集的数据不但有分析结果,而且包括原始数据和图谱数据,为确保每个分析数据的可溯性提供了技术保障。

(五)降低实验室运营成本

对实验室所有试剂进行严格管理,建立合理的库存量,加强成本考核,减少实验费用;自动采集以及大批量分析数据极大地缩短了分析数据的时间周期,同时个人处理样本能力增强,有效节约了人力成本,并且提高了工作效率。

(六)给患者带来的直接利益

通过LIS系统发出的清晰、规范的检验报告,能够体现出医院的形象和对患者的责任心;既可为患者提供准确的累积检验结果,又可为医院稳定资源,更可缩短患者的复诊时间和提高医生的诊断准确性。检验结果发放方式的改变,更人性化地体现了医院对患者隐私权的尊重。

(七)数字化的实验室信息可以方便与LIS整合,实现全院信息化

数字化的实验室信息可以方便与LIS整合,实现全院信息化并能够更方便地接入专用医疗信息网,实现信息共享和全民医疗保健计划。

随着医疗保险制度的实施和医疗行为的市场化,要求对医院的管理完全实现自动化、规范化和信息化,同时现代化医院的发展方向要求改变传统的工作方式,充分共享病人信息,实施无纸化医疗。这样,既可以缩短诊治时间,又可以减少医院感染的机会。而LIS作为医院信息系统的一个重要分支,其重要性不言而喻。

第二节　实验室信息系统的主要功能与关键技术

一、LIS的主要功能

LIS在功能上可以划分为三个层次,即业务信息处理、实验室管理和分析决策支持。实验室业务信息处理功能是最基本的,主要针对实验室、检验科的日常工作。由于实验室的工作流程和性质不同,LIS可分成检验申请子系统、样本采集子系统、通用生化子系统、微生物检测子系统、血库子系统、报告管理子系统和查询子系统等,同时应包含相应的质量监控系统,对技术或逻辑错误、历史结果等进行自动判断。第二层次是实验室管理层,主要针对实验室内部各方面的管理工作,通过对原始数据的汇总,提供反映各方面运行状况的报表。第三层次是分析决策层,为领导提供决策信息和智能诊断功能等。表6-1列出了一般LIS各模块的主要功能和要求。

表 6-1　LIS 模块与功能要求一览表

系统模块	功能和要求
检验申请	1. 支持医生或护士录入检验申请单 2. 支持将 HIS 中的检验信息转为检验申请单 3. 支持根据录入的检验项目,智能判定样本类型和数量 4. 支持检验科录入检验申请单 5. 支持打印多种形式的检验申请单,如标签、条形码等
样本采集	1. 可在采样处打印标签或条形码 2. 可在门诊工作站、护士站、医生工作站打印标签或条形码 3. 可查询采样计划、打印采样任务表 4. 可记录采样者、采样日期、采样时间、样本描述等
样本核收	1. 可按照执行科室、日期、病人标识等条件对比核收检验申请 2. 可在样本核收的同时自动通知收费科室计费 3. 可在样本核收的同时与收费科室核对样本是否收费 4. 可记录拒收样本理由并通知申请者

系统模块	功能和要求
样本检验	1. 支持单向通信,计算机自动接收仪器检验结果 2. 支持双向通信,计算机不仅自动接收仪器检验结果,还能向仪器下载检验任务 3. 支持键盘录入、修改检验结果,包括单个和成批方式,同时写入日志系统 4. 支持撤销审定检验报告方式,同时写入日志系统 5. 支持自动生成计算项目,判定结果高低状态,标示结果异常状态 6. 支持自动检查错项、漏项、多项 7. 支持区别常见报告、急诊报告、打印报告、未打印报告
报告审核	1. 可以单个报告审核,也可以批量报告审核 2. 可以用当前结果与历史结果比对并用图形显示 3. 可以按照设定规则自动审定检验结果
报告发布	1. 能自动向相关科室通过网络发送常规、急诊检验报告 2. 能自动将异常检验结果通过网络发回申请科室工作站 3. 能单个或成批打印检验报告,以人工方式传递 4. 能通过网络向患者、护士或医师发布报告 5. 能通过互联网向远程用户在线发布报告
室内、室间控制	1. 实现自动接收仪器的质控结果 2. 实现绘制质控图,标示结果失控或在控状态并打印输出 3. 实现自动判断仪器的失控和在控状态,并给操作者提示 4. 实现支持多规则质控,即 Westguard 规则 5. 实现互联网方式回报室间质控结果和接收室间质评报告
查询	1. 可按病案号、姓名、性别、年龄、科别、病区、病床、检验医师、检验项目等条件进行查询 2. 可按单项条件快速查询 3. 可按多项条件组合复杂查询
统计分析	1. 具有按照多种条件统计检验样本量 2. 具有按照多种条件统计检验工作量 3. 具有按照多种条件统计检验收费情况 4. 具有分析检验结果的多种方式 5. 具有报表、图形等打印输出
报告打印	1. 提供独立的打印系统,支持各种打印机 2. 提供多达 10 种以上报告样式由用户选择 3. 提供远程报告打印 4. 提供实时报告打印

系统模块	功能和要求
检验计费	1. 允许录入检验住院时收费、检验科收到检验申请时收费、报告发布时收费 2. 允许根据不同的检验类型、样本类型对单一项目设置多种计费方式 3. 允许根据不同的检验报告(如公费、自费、全费等)设置多种计费方式
权限管理功能	1. 具备完善的日志管理,可记录每个进入系统人员的操作内容 2. 具备多层权限控制,不同组、不同检验技师拥有不同的操作口令 3. 具备多种权限管理,不同的用户设置不同的操作权限
数据安全	1. 提供检验数据的备份与恢复功能 2. 提供检验数据整理、修复功能
个性设置	能够进行个性化设置,比如选择用户界面颜色、设定默认值等
血库管理	1. 各种类型血液入库、出库管理 2. 配血、输血、输血反应记录 3. 查询用血情况、汇总统计各种费用报表
试剂管理	1. 可以进行入库登记、出库登记 2. 可以报告失效试剂清单 3. 可以报告停用试剂清单 4. 可以提供在用试剂清单 5. 可以根据试验次数估算试剂消耗量
人员管理	1. 能登记人员基本信息 2. 能记录人员变化情况 3. 能统计人员数据资料 4. 能查询并打印人员信息
设备管理	1. 能登记设备基本信息 2. 能记录设备维修、保养和使用等变动信息 3. 能统计设备的费用信息 4. 能查询、打印设备的各种数据
知识库系统	1. 提供样本分类和定义解释 2. 提供样本采集操作要求和质量要求 3. 提供项目定义解释、试验方法说明和临床意义提示等 4. 提供根据检验结果进行下一步检验的建议

二、LIS的关键技术

LIS建设过程中,除有先进的软件开发技术之外,由熟悉实验室工作流程和业务知识的人员参与系统的设计和开发更为重要。以下关键技术的应用对LIS功能的实现、系统开发成功与否具有至关重要的作用。

(一)系统构架技术

良好的系统构架将有利于构建一个功能组合灵活、权限控制方便、运行安全稳定的LIS。早期的LIS大多是某一平台单一的可执行文件。由于检验技术的多样化、LIS用户在实验室配置的个性化,千篇一律的LIS是没有生命力的。采用统一框架且配以丰富可选的功能模块,便于用户个性化灵活配置,是LIS构架技术的发展方向。

(二)数据存储技术

安全、高效的数据存储方案也是LIS开发成功的重要因素。早期的LIS多以DBF文件的数据库存储数据,其稳定性、安全性较差,只适用于单机或小规模网络运行。目前,LIS基本上都采用了大型数据库系统,如SyBase、SQL Server和Oracle等数据库管理系统。随着LIS数据存储量的增加和快速频繁的共享查询需求,稳定、安全、高性能的LIS数据库设计有赖于开发者对其所用数据库管理系统中数据存储、优化机制的深刻理解。

(三)联机数据读取技术

联机数据读取技术是LIS给实验室日常工作带来的最大实惠,其极大地提高了工作效率,减少了差错的发生。但因检验仪器种类、型号、生产厂商的繁多,又缺乏统一的数据交换协议,联机数据读取技术的成功应用是LIS开发的主要难题之一。

(四)仪器通信技术

检验过程涉及多种分析仪器,由于不同的分析仪器及型号通信协议不同,要编写相应的LIS接口才能实现检验结果的自动获取和控制指令的计算机化操作。仪器间的数据通信方式有单向通信和双向通信两种,大多数的LIS都采用了从分析仪器接收数据,即单向通信。如能较好地解决与检验仪器的双向通信,则能进一步提高检验过程的自动化。

(五)条形码技术

条形码自20世纪80年代初投入使用以来,已经进入工业生产、物流控制和其他各种领域。在医院中,也经常把条形码作为标识和物流控制的手段,特别是在实验室中,许多检验样本都会被贴上条形码以标记信息。

条形码(这里指普通的一维条形码)是利用印刷色差对比度,通过黑色条符的条数、黑色条符的相对位置、黑色条符的宽度、白色条符的位置和白色条符的宽度,对一串数字或字符进行编码,存储标识或其他信息,再通过各种扫描阅读设备和解码设备翻译出条形码所包含的信息,将这些数字或字符串传入别的设备(如计算机)进行下一步处理。常见的条形码如图6-1所示。

图 6-1 一维条形码

条形码技术应用于样本分析的整个过程,形成科学规范的实验室工作流程,同时能为实验室管理提供准确可靠的信息,合理安排人员,加快实验室报告速度。目前,大多数的检验仪器,如生化分析仪、血液分析仪、免疫分析仪等都支持双向通信和条形码技术。LIS充分利用这些功能,简化和规范了对检验仪器的操作,如输入样本号、检验项目、前后次序等手工操作步骤,既降低了操作者的劳动强度,又充分发挥了检验仪器的功能,从而提高了工作效率和检验质量。

条形码的产生:在HIS与LIS数据共享的系统中,门诊病人可在就诊处、收费处或实验部门样本采集处等位置产生具体条形码的基本信息单,包括医嘱号(样本编号),病人姓名、性别、年龄,申请医生,申请时间,就诊科室,检验项目,样本类型、数量、单价,检验部门,样本采集注意事项等信息。

条形码的使用:在抽血、送检样本时,通过刷取就诊卡、医保卡、申请单等从HIS或LIS中读取检验医嘱,这时即可打印并使用条形码。

条形码技术完整应用在实验室信息系统中,包括实验单申请、付费、条形码信息单的生成、样本采集时条形码粘贴样本容器、样本按试验部门分组并运送、实验项目测定、实验结果审核、实验结果查询、实验结果报告获取、实验样本保存的整个过程。条形码技术完整应用在实验室信息系统中,简化了实验室工作流程,提高了实验室的自动化程度以及工作效率,减少了差错并方便了病人。

第三节　检验信息标准

一、临床实验室信息管理标准

国际标准化组织(ISO)专门针对医学实验室(临床实验室)的管理,制定了标准——ISO 15189《医学实验室—质量和能力的专门要求》。

该标准从组织与管理、质量体系、文件控制、持续改进、人员、设施与环境、实验室设备、检验程序、结果报告等方面提出了24项管理与技术的具体要求。这是医学实验室管理的第一个国际标准。

该标准主要从下列多个方面对实验室信息系统提出了基本要求：手册、安全、数据输入与报告、数据检索与存储、软硬件支持、系统维护、规章制度、管理人员和操作规范，如果LIS不能满足ISO 15189的要求，实验室很难保证LIS的支持服务能力和质量。

医学实验室实施ISO 15189有许多好处：(1)医学实验室可以以此标准为指导，建立自己的检测质量及技术管理体系并指导多方面的运作；(2)为评估和认可医学实验室能力，提供重要参考，包括技术含量、专业服务及员工有效管理等方面；(3)有助于推动医学实验室常规质量管理及从患者的准备、确认到收集和检验样本的所有操作程序的控制；(4)指导实验室更有效地组织工作，并能帮助他们更好地满足客户要求，改进他们为患者提供的服务，不断提高医学实验室的信誉，增强患者及医务人员对实验室的信任；(5)消除国际交流中的技术壁垒，使检验检测结果得到互认。

二、检验结果标准

LOINC的英文全称是the logical observation identifier names and codes，其字面意思是"逻辑性观测结果标识符名称和代码系统"，而内在含义则是"观测结果标识符逻辑命名与编码系统"。该标准旨在促进临床观测指标结果的交换与共享，使得消息观测指标及其结果信息在各种电子病历系统以及科研和管理方面的数据库管理系统之间的交流与共享得以实现。由于LOINC解决了临床实验室信息互通中的实际应用问题，近年来逐渐得到国际公认，并得到HL7的认可。

LOINC数据库的术语主要分为实验室LOINC和临床LOINC两大部分。其中，LOINC数据库实验室部分所收录的术语涵盖了化学、血液学、血清学、微生物学（包括寄生虫学和病毒学）以及毒理学等常见类别和领域，还有与药物相关的检测指标，以及在全血细胞计数或脑脊髓液细胞计数中的细胞计数指标等类别的术语。LOINC数据库临床部分的术语则包括生命体征、血流动力学、液体的摄入与排出、心电图、产科超声、心脏回波、泌尿道成像、胃镜检查、呼吸机管理、精选调查问卷及其他领域的多类临床观测指标。另外，还有称为信息附件(attachments)的第三部分，主要是一些用于医疗费用等方面的管理信息代码。

现有的LOINC数据库已收录临床观测指标术语达45 542条。其中，实验室检验项目方面的临床观测指标术语达33 189条，非实验性的临床观测指标术语12 353条，信息附件方面的术语918条，调查问卷术语1 221条。LOINC中的临床文档代码已被HL7 CDA所直接采用，而且其中的信息附件还是得到HL7 X12N委员会正式认可的代码手册。

在LOINC数据库中，每条LOINC记录都唯一与一种试验结果相对应。每条记录都包括如下说明性的字段(fields)：

（1）成分(component)或分析物、受检物(analyte)：如钾、血红蛋白、丙型肝炎抗原。

（2）受检特性(property measured)：如质量浓度、酶活性、催化速率。

（3）计时(timing)：也就是说，一个测度指标是片刻或短时间内即可获得观测结果，还是需要更长的时间，如24小时尿液样本。

（4）样本类型(type of sample)：如尿液、全血。

（5）标尺类型(type of scale)：即区分一个测度指标(measurement)是定量型(quantitative)，等级型(ordinal)，名义型(nominal)，还是叙述型(narrative)。

（6）获得试验结果或其他观测结果时所采用的有关方法。

另外，每条记录中还包含有关生理性或药理性刺激(challenges)的剂量(amount)、途径(route)和时间(timing)方面的信息，如口服葡萄糖耐量试验。

思考题

1. LIS的概念及其主要功能是什么？

2. LIS的发展可分为哪几个阶段？

3. 医院实验室实施ISO 15189有哪些益处？

第七章　远程医学

　　远程医学(telemedicine)是计算机技术、远程通信技术与医学科学相结合而产生的一门新兴的综合学科,已经渗透到医学科学的各个领域。由于远程医学对于计算机和通信技术的依赖性以及应用上的特殊性, 它不仅包含医学科学的内涵,且更多地融入了信息工程技术的内容,是现代信息工程技术与医学科学有机结合的典范。

第一节　远程医学概述

一、远程医学的定义

　　telemedicine是由"tele"和"medicine"两部分组成,希腊字"tele"表示"远处",而"medicine"来自拉丁文"mederi",意为"痊愈"。telemedicine被翻译为远程医学或远程医疗,即以电子通信为手段实现远程医学和医疗服务的活动。

　　telemedicine从广义上讲,是远程医学,即不受"时间"和"地点"限制的医学活动,是电子医学数据和信息(高分辨率图像、声音、视频和患者记录)在异地间的传递,也是使用远程通信技术和计算机多媒体技术提供远程医学信息的服务。远程医学包括远程医疗、远程护理、远程教育、远程医学学术研讨和远程医学信息服务等医学活动。1992年勃兰斯敦(Preston)首先对远程医学作了如下描述:"远程医学是利用远程通信技术,以双向传送数据、语音、图像的方式开展的远程医学活动。"20世纪90年代中期,美国远程医学学会和美国国防部卫生事务处对远程医学作了明确定义:"远程医学是以计算机技术,卫星通信技术,遥感、遥测和遥控技术,全息摄影技术,电子技术等高新技术为依托,充分发挥大医院或专科医疗中心的医疗技术和设备优势,对医疗条件较差的边远地区、海岛或舰船上的伤病员进行远距离诊断、治疗或医疗咨询。"简而言之,远程医学是采用信息和通信技术提供全天候、全方位的远距离医学服务活动,是信息技术和远程医学服务的有机结合。

　　telemedicine从狭义上讲主要指远程医疗,即综合应用信息技术在异地之间进行临床医学信息传输和处理的医疗活动,诸如临床咨询、远程会诊、远程检查、远程手术等。

二、远程医学的内涵

现代远程医学涵盖了三方面的医学活动内容。

(一)医疗方面

包括远程会诊、远程诊断、远程医疗、远程持续护理、远程医学咨询、远程健康监护等。

(二)教育方面

包括远程教育、远程学术交流、远程技能培训等。

(三)数据共享方面

包括远程医学文献查询、远程医学数据共享、远程卫生信息交互等。

随着信息技术的迅速发展,远程医学正以惊人的速度和影响力带动着现代医疗保健技术向超越"空间"和"时间"的更广更深的领域发展,开拓了医疗服务的新模式与新境界。远程医学可以满足跨院、跨地域乃至跨国界的医疗求助或医疗协作的需求,打破了传统医疗在环境、地点、场所、资源等方面的限制,在最大范围内实现全国乃至全世界的医疗卫生资源的共享。

三、远程医学的发展

现代远程医学萌生于19世纪,发展于20世纪,并逐渐成为21世纪现代医学的标志之一。

(一)萌芽阶段

标志:文字和语音信息(电报、电话)。

通过电报、电话传送简单的文字和语音信息是远程医疗的初级阶段。

早在1844年,就有人利用莫尔斯电码传送医学信息,为商船上的伤病员提供远程医疗咨询。在尚未发明电视机的1924年,美国Radio News杂志便展示了通过交互式视频系统开展远程医疗服务的可能性。

(二)模拟可视阶段

标志:模拟可视(模拟信号+模拟线路+模拟数据)。

远程医疗会诊系统硬件由三个最基本的环节组成:信息捕捉、信息传输和信息重现。模拟发展阶段在这三个环节中都采用了模拟技术。

早在1911年,将来自听诊器的声音放大后经电话网传输,进行远程诊断。通过普通电话传输心电图(ECGs)和脑电图(EEGs)至今也有使用。20世纪50年代中期,美国和加拿大通过双向闭路电视系统传输医学数据,为异地的病员提供远距离可视化专科医疗服务,这是远程医疗的一大进步。美国航空航天局(NASA)早在60年代初,开始尝试人类太空飞行,为监测在航天飞行器中执行任务的宇航员的生命指标,NASA就建立了一套远程监测系统,以监测失重状态下宇航员的健康及生理状况,为他们提供及时的医疗保障。80年代,卫星通信技术被广泛地应用于远程医学领域,尤其是以联合国发射的4颗地球同步通信卫星为核心,建立了多国间远程医疗系统,从而促进了世界范围内远程医学的迅速发展。

(三)数字可视阶段

标志:数字可视(准数字化信号+数字化线路+准数字化数据)。

数字技术的引入,使医学信息和视音频信号数字化,并进行压缩,从而大大提高了医疗信息的传输速率。但由于网络带宽不够,其传输的信息量受到很大限制,因而应用仅局限于信息量相对较少(低精度的视频和静态图像)的部分医学学科。所谓的数字图像是胶片经过扫描和模拟摄像机拍得的视音频信号经模/数转换后生成的准数字图像,而许多医疗信息(例如病史资料等)是通过手工输入或者扫描输入的准数字资料。

数字可视阶段主要通过公共电话网(public switch telephone network,PSTN)、综合服务数字网(integrated services digital network,ISDN)和卫星通信网(satellite network,SN)进行远程医疗服务。

总的来说,这一时期的远程医学处于在数字线路上传输准数字信号和数据的数字发展阶段。

(四)集成多媒体阶段

标志:多媒体(数字化信号+数字化线路+数字化数据+多媒体平台+电子病历)。

集成多媒体阶段是远程医学的最新发展阶段,这一阶段的主要特征是:信息源完全数字化,信息传输与信息共享的多系统集成,实现了跨平台的传输。普遍使用宽带,使医学影像和视频质量大幅度提高。

20世纪90年代初,随着通信技术、信息高速公路、计算机多媒体技术以及网络技术的发展,远程医学进入了一个全面应用的快速发展阶段。90年代以后,随着医院信息化建设的发展、普及和成熟,医院信息系统、医学影像存储和传输系统、放射科管理系统与医学实验室信息系统的成功整合,以及电子病历、电子健康档案和个人健康档案的出现,远程医学步入了集成发展阶段。这个阶段,除了远程医学相关应用技术得到发展外,从理论上讲,远程医学也由先前较为模糊的理念,逐步发展为具有系统概念的远程医学学科。

发展到此阶段,远程医疗会诊系统三大环节已实现了全面的、直接的、彻底的数字化。首先是数字化成像的方式,使信息直接以数字形式出现,即从数字化成像设备(如CR、DR、CT、MR和DSA等)中直接得到数字图像。

在这一时期,有线电视网(community antenna television,CATV)、无线网(wireless network,WN)、异步传输模式网(asynchronous transfer mode,ATM)、数字数据网(digital data network,DDN)和Internet等网络通信技术发展十分迅速,形成了较完整的网络系统,为远程医学的广泛开展提供了多种可供选择的较理想的网络平台。

从最初的模拟发展阶段,进入到数字化发展阶段,直到如今的集成化发展阶段,从时间上来讲,各个阶段之间并没有清晰的界限。不同技术的融合与渗透,对远程医学的全面集成化起到了推波助澜的作用。

第二节　远程医学系统的组成和应用

一、远程医学系统的组成

在远程医学中,医疗服务的提供者和被服务对象分处两地,因此该系统基本分为以下三部分。

(一)医疗服务的提供者

即医疗服务源所在地,一般位于城市的医疗机构或卫生服务中心,具有丰富的医学资源和诊疗经验。

(二)寻求医疗服务的需求方

可以是当地或外地不具备足够医疗条件的医疗机构,也可以是家庭患者。

(三)联系两者的通信网络、视频会议系统及诊疗装置

其中网络的形式可以多种多样,如普通电话网、国际互联网、无线通信或卫星通信等;所用设备包括多种多样的视频会议系统设备、计算机软硬件、诊疗仪器等。

远程医学系统应是一个开放的分布式系统,系统应用现代信息通信技术(特别是双向视听技术)、数字技术和医学技术为远方患者提供医学服务,与异地医务工作者进行医学信息交流和探讨。远程医学系统是指根据远程医学服务的具体应用要求而集成的系统设备,由通信网络系统、计算机系统和多媒体视频系统三部分组成。通过远程医学系统将人们通常所能感觉到的有形或无形的医学资料与健康信息,如文字、数据、影像、图像、图形、声音等转变成能被计算机识别的数字信号传递到终端,并在终端重新恢复和显示出人们能够认识的信息原形。

二、远程医学应用层次

按照远程医学活动的地理位置及环境,可将远程医学活动划分为三个应用层次。

(一)医院内部的医学信息交流

包括电子病历、医学影像传送和科室间会诊等。此应用层次的关键在于建立一个较好的医学信息归档、存储、传输和管理系统。系统应是医院信息系统HIS和医学图像系统PACS的综合体系,其中医学信息全部数字化。同时要求医院内的网络传输速度足够快,以适应在线检查与诊断的需要。此外,医院还需配置海量存储设备,用于长期保存所有的医学信息。

(二)医院间的医学信息交流

包括综合性医院与专科医院间业务协作,基层医务人员与医学专家间病情会诊,上级医院对下级医院的技能培训,边远地区医院向大型医院请求技术支持等。医院间的应用建立在电子病历的基础上,此外,还需要有支持双方交互的多媒体通信技术和科学的远程医疗管理办法。

(三)医院外的医学信息交流

包括家庭、社区、企业、厂矿、部队、院校、机关、监狱等。院外层次上的应用能否实现,既取决于医院的信息化水平,同时也取决于申请服务者所处环境的信息化水平和使用的医疗设备,以及所采用的相关技术标准。

三、远程医学系统的功能

不同类型的远程医学系统,其性能与应用效果差异明显,但它们必须具备信息获取、信息传输、信息显示三大功能。

(一)信息获取

信息获取是指图像信息与非图像信息通过视频捕捉卡、声卡和模/数转换器将模拟信息转换成计算机能识别的数字信息,并存储于计算机中的过程,该过程被称作为数字化过程。

图形信息有静态图像与动态图像之分。图像分辨率直接影响图像质量。图像分辨率高则捕捉到的图像信息量大,信息传输的时间就长。动态图像的传输必须考虑时间分辨率,即单位时间内所捕捉或传输图像的帧数,一般不应低于25帧/秒,否则动态图像输出的流畅性将会受到影响。

通过摄像机和录像机可以获取动态图像,静态图像可以用照相机、扫描仪等获取,语音可通过声卡采集,文字数据信息则可直接录入计算机。

总之,远程医学系统要考虑获取图像的质量,以适合临床诊断的需求。

(二)信息传输

信息传输是指将转换成的数字化信息借助于通信介质或计算机网络系统传送到终端计算机上。信息传输的速度与被传输的信息量和网络的通信带宽有直接关系。远程医学系统必须测算网络信息的吞吐能力,依次选择通信的带宽。

采用数据压缩技术可以减少传输的信息量。数据压缩技术分为有损压缩和无损压缩,对医学影像图像的压缩以不影响图像的质量为准则。诊断用的图像应采用无损压缩,以保证诊断的正确性。通常对静态图像的压缩选择联合图片专家组JPEG压缩格式,而对动态图像的压缩则通常选择运动图像专家组MPEG压缩格式。

(三)信息显示

信息显示是指被传输的数字化信息到达终端计算机后,将信息还原并显示在计算机的显示器上。所显示图像的质量除了受图像捕捉时的诸因素影响外,显示器自身的性能及设置都可能影响图像显示的视觉效果。对于模拟显示器要注意显示器的刷新频率。刷新频率是指图像在屏幕上更新的速度,以赫兹(Hz)度量。显示器刷新率低于75 Hz,人眼能明显觉察到由于刷新带来的闪烁,不能用于远程医疗。在远程医疗前,应调整显示器的整体色调、亮度和对比度。总之,在显示器校准设置中的设置越详细,显示器所显示的图像与扫描源图像越贴近。

除此之外,视频捕捉卡和显示卡的质量直接影响图像显示的效果。配备图像应用工具(如图像的滚动、放大、视窗调节、亮度/对比分辨调节等)会使应用更方便。

远程医学系统的基本结构如图7-1所示。

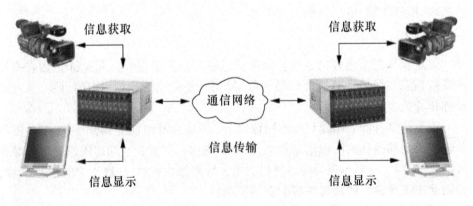

信息获取　　　　　　　　　　　　　　信息获取

通信网络

信息传输

信息显示　　　　　　　　　　　　　　信息显示

图 7-1　远程医学系统结构

第三节 远程医学支撑环境

远程医学活动是基于实时或同步(real time/synchronous)和存储转发或异步(store-and-forward/asynchronous)两个基本通信技术而实现的。涉及的技术是多方面的,是多种技术的融合渗透和综合应用。实时或同步的远程医学活动与普通视频会议系统十分相似,要求提供服务和接受服务的双方同时在场,进行实时互动。视频会议设备是最常使用的设备,涉及的技术也是远程医学核心支撑技术之一。异步远程医学活动允许先将需要的信息(如医学影像、生物信号、电子病历、实验室检查等)通过远程存储、转发、获取远程医疗数据(如通过e-mail、FTP等),然后对这些资料进行处理(如会诊、评估、学习等),不需要提供服务和接受服务双方同时在线。皮肤科、放射科和病理科的活动比较适合异步远程医疗。无论同步还是异步远程医学活动,都要涉及医学信息的数字化、医学数据采集与存储、多媒体处理和网络传输等技术。

一、软硬件系统支撑环境

请求和提供服务双方有相同的或相互兼容的远程医疗软件、硬件系统。如符合ITU-T H.320、H.323、H.324标准的视频会议系统,数据存储系统(如数据库、数据存储中心等),符合DICOM且采用统一的数据格式的图像扫描、传送、浏览的PACS系统,远程医学管理系统等。

二、医学信息数字化环境

由于远程医学的特点是异地传输医学数据,因此开展远程医学的前提是医学信息的数字化。包括学术信息、临床信息、实验室检测(如血、尿、体液的各种生化含量指标)信息、生物学信号数据(如心电图、肌电图、血压、血氧等生理和电生理参数)和医学成像数据(如B超、CT、断层扫描、磁共振等)的数字化。

医学信息数字化需要数字化的医疗环境。建立区域卫生信息交换中心,将跨部门、跨地区的各种卫生保健信息系统(如医疗机构的HIS、PACS、LIS,疾控中心的疾病监测系统等)予以集成或互操作(interoperability),实现跨地域的患者信息(如病史、X线、CT、MRI等)传送、存取、集成与互操作,并在此基础上,以患者记录作为中心元素,借助内容和结构,采用分布式分层存储策略处理、获得区域或医院的所需信息,开展医疗或科研工作。

三、通信网络环境

通信网络环境是远程医疗系统的基础设施,它由广域网、城域网、局域网等网络构成,根据需要提供高速、实时的多媒体信息的传输。

开展远程医学业务必须要有能满足远程医疗服务的通信方式和可靠的通信线路。可采用多种数据传输方式,如有线、无线、电话线、帧中继、ISDN、DDN、卫星通信等。最低传输速率应大于14.4 kb/s,传输信道的速率大于64 kb/s。不同的传输速率影响远程医疗业务的效果,如表7-1所示。

表7-1　不同的传输速率影响远程医疗业务的效果

传输速率 /kb·s⁻¹	效　果				
	远程诊断	专家咨询	远程教学	手术指导	远程急救
14.4~33.6	一般	较好	一般	差	一般
33.6~64	较好	好	较好	一般	较好
64 以上	好	好	好	好	好

四、协同工作环境

无论从医学活动(包括临床、教学、科研)本身,还是对医疗活动的管理都需要协同工作。远程医学中的协同工作是以多种数字传输方式,通过计算机网络、多媒体技术和远程医疗软件系统,建立不同医疗单位之间、医生和患者之间的联系,完成远程咨询、诊治、教学、学术研究和信息交流等任务,形成医学专家之间、医生与患者之间、IT管理人员与医生之间的一种全新的协同配合工作模式。在远程医学活动中,要使地理位置分布不同的成员协同高效地相互配合,进行疾病诊治、信息交流,最终完成医学任务,取得医疗活动中参与者与系统之间的协同配合是成功的关键。协同工作环境包括人员的协同和信息系统的协同。

(一)人员协同

人员协同包括提供和接受服务机构的医务人员、网络技术人员、管理人员,接受服务群体或个体以及第三方机构(如医疗保险、社会保障、健康管理公司等)的协同配合。

1. 医务人员

医务人员是主角,可通过远程医学系统进行远程医疗活动,完成远程会诊、远程手术、远程教育、远程学术交流以及远程咨询、远程文献检索等活动。保证远程医疗服务的质量,代表本单位本专业学科的水平,避免误诊。无论医生还是护士都应当熟悉远程医学系统各个模块的功能和使用方法，正确操作视音频和网络设备，熟练使用HIS、PACS等系统调用有关信息，处理各项业务请求，作好记录，保存各项活动的电子档案。

2. IT技术人员

IT技术人员应保障协助医务人员做好远程医学服务工作，是远程医学系统能够正常运转的有力保障。主要负责系统的正常运行，保证不同业务的正常开展，指导医务人员正确使用远程医疗、远程教育和共享数据系统，排除各种技术难题。

3. 管理人员

管理人员是纽带，即服务提供方和接受方的中间联络人。主要负责管理、运营远程医疗业务。包括响应会员机构和个人的远程申请，各会员机构和个人的管理，医疗专家的管理，费用的管理以及策划、宣传等相关业务。

(二)信息系统协同

信息系统协同是指远程医学活动中涉及的各种业务系统和管理系统的协同工作，各系统间信息相互传送、转移和调用。常常通过标准化的信息系统或数据转换实现。由于参与远程协同活动双方(包括会诊中心、请求会诊医院、会诊医院、医疗保险机构、个人等)的医疗信息存在于许多不同的计算机信息系统之中，其信息的表示、格式、数据标准等都不尽相同，这就要求在进行远程医学活动时必须统一标准，实现信息的转换，通过"协同数据库"或"数据库协同管理系统"实现信息的协同与共享。

五、远程医学标准

凡是在远程医学过程中发生信息交换时必须考虑采用标准的问题。标准的关键是编码，由于医学本身具有一个庞大的学科群，加上许多新生的边缘学科，使得统一编码成为一个长期的系统工程。大型影像医疗仪器的图像标准格式DICOM已经被厂商和用户接受。虽然WHO提出的疾病分类标准ICD-9和ICD-10已被各国广泛采用，但仍很难满足医学信息化的发展需求，特别是电子病历、电子健康档案和远程医疗的发展。

美国国立医学图书馆研制的重大项目统一医学语言系统(UMLS)以人工智能方法汇集了各种编码，词汇量高达30余万条，是目前世界上最完备的医学编码系统，其中重要的子集是SNOMED。SNOMED的测试版包括了拥有各自编码的180 000个词条，每个词条都与一个概念相连接，概念的总数达110 000条之多，包括了260 000个显式的关系。HL7(Health Level Seven)是一个非盈利性标准化组织，建立了11个技术委员会，主要从事卫生保健、环境、临床和管理电子数据交换的标准开发，HL7也是标准的名称。

第四节　远程医学应用

一、远程医疗

远程医疗是远程医学最主要的内容,包括远程咨询、远程会诊、远程诊断、远程治疗、远程监护等。在放射学、病理学、皮肤病学、精神病学、心脏病学、肿瘤学、外科学、护理学等都有应用。远程医疗的意义在于打破地域限制,让更多的人享受高水平的医疗服务,更合理地配置医疗资源,促进现有医疗资源的利用,有效地提高各级医院的医疗水平,降低患者医疗费用,方便患者就医,同时对有效地培育积累新的医疗资源产生积极的作用。

(一)远程医学咨询

远程医学咨询(teleconsultation)是最容易实现的一种远程医学活动,早在1884年便有人利用莫尔斯电码为船上患者提供远程医疗咨询。荷兰著名医生、心电图发明者Wilhelm Einthoven在1903年就开始了通过电话线来进行远程咨询的实验。

远程咨询的目的是实现异地医生与专家之间、医生(专家)与患者之间的交流和咨询。远程医学咨询最初的诊断由患者所在地的医生作出,通过远程咨询获取异地专家提供的"二次意见"以证实本地诊断或帮助本地医生做出正确的结论。本地医生可以将患者的医疗档案资料发送给异地的专家,异地的专家可以通过计算机网络为本地的医生对病情提供诊断和治疗的咨询服务;患者可以通过计算机网络登录相关网站,找到有关医学专家进行咨询。专家也可以通过网上相关渠道得知患者病情,从而给予指导。

(二)远程医学诊断

远程医学诊断(telediagnosis)是医生通过对异地患者的图像和其他信息进行分析作出的诊断。利用计算机网络技术、多媒体技术和现代医学新技术,把大的医学中心(医院)和小医院或患者家庭联系起来,由本地医生将患者的资料,包括物理诊断的图像以及检查检验的结果,通过网络传给医学中心专家,由这些专家对患者资料、物理图像和相关数据进行分析研究作出诊断。远程诊断要求在通过远程医疗系统获取、压缩、处理、传输和显示过程中,图像质量不会有大的损失。远程诊断是对图像和医学信息的共享,是由远离患者的医生作出主要的诊断。

远程诊断可以是同步的(交互式)或异步的。同步式远程诊断类似于视频会议和需要文档共享的远程咨询,它要求更高的通信带宽以支持交互式图像传输及实时高品质的诊断视频。异步式远程诊断基于"保存、转交"结构,图像、视频、音频及文本被聚集在多媒体电子邮件里传递给专家,当他们方便时再行诊断。诊断完成后,将结果传回提交的医生。

远程诊断在外伤严重的紧急情况下可用于决定是否需要转移患者;发生灾难时运用远程医疗技术对受伤者实施紧急救助;战争中依靠远程诊断的结果决定受伤的士兵是在战场治疗,还是要送后方医院。远程诊断也用于一些特殊的场合,如监狱,能减少押送犯人到医院所需的人力和物力花费。远程诊断是解决边远地区医疗水平的最好方案。应用远程会诊和诊断技术于临床的不同学科,形成了远程医疗的不同应用。

1. 远程放射学

将从放射设备获取的图像(包括X线、磁共振、CT、核医学、B超等)通过远程通信设备实现异地共享,而异地的专家可以在远程医疗的终端对放射图像进行评价和诊断,并通过音频/视频传输,实时地将诊断意见反馈给另一方,双方可以实现实时交互。远程放射学是目前最为成熟的远程医疗应用研究。

2. 远程病理学

病理学家用显微镜异地检查组织的一种远程医疗形式。借助交互式远程病理学系统,病理学家可以不必进入手术室而通过附加在显微镜上的摄像机远程观察快速冰冻病理组织切片的图像,判断从术中患者的身上切下来的组织是否有癌变,以决定是否继续切除。远程皮肤病学与远程病理学相似,只是其涉及的图像是患者的皮肤而不是显微镜下的样本。

3. 远程心脏病学

利用远程医疗传输心脏图像,以实现异地诊断。在B超心脏病学中,专家在患者心脏附近放置一个超声传感器,B超仪实时处理来自传感器的信号,输出视频序列动态心动图;而在远程心脏病学中,这一视频序列将被传送给远程顾问,他可以实时观察,指导声谱学家如何放置传感器,并作出诊断。

4. 远程内镜学

内镜是一个能显示体内结构图像的设备,在远程内镜中,医生操纵内镜到感兴趣的部位,同远程心脏病学一样。远程专家可以实时观察视频图像,作出诊断或提出意见。医生对内镜视频质量要求较高,其分辨率一般应达到640×480以上。

(三)远程医学治疗

远程医学治疗是运用当前迅速发展的虚拟现实技术和远程控制技术,实现由中心医学专家通过遥控远端医疗设备(如医疗机器人等)对异地患者直接进行的治疗活动。主要方式有两种。

1. 远程出席(telepresent)

系统使在中心医院的专家能够从远端医生或护理人员的"肩膀上"看到他对当地患者的检查。远端医护人员要佩戴一个特殊头盔,头盔上有一个微型视频摄像头、麦克风、耳机和一个微型屏幕。视频和音频信号通过头盔传送到中心医院,专家能与远端医护人员交谈并指导远端正在进行的检查。

2. 远程手术(telesurgery)

系统运用遥感和机器人等技术,使专家能够直接看到手术现场,并根据专家的手术动作控制远端的机械人或机械手的动作,对远端患者进行手术操作。

(四)远程监护

远程监护(telemonitoring)是通过通信网络将远端的生理信息和医学信号传送到监护中心进行分析,并给出诊断意见。监护对象可以在家中或在旅行中;监测可以由患者自行完成,也可以由家庭医生在患者家中或在社区诊所完成;监测结果既可以本地存储,也可以通过通信网络传送到医疗诊所,并通过信息网络实现与远程专家会诊讨论,有助于病情恶化的早期预报或在病情突然恶化时向医疗中心报警以获得及时的救助。远程监护包括家庭远程监护和院内重症远程监护。最早应用远程监护技术的是美国航天局在20世纪70年代对太空中宇航员进行的生理参数监测。

1. 家庭监护

服务的对象包括慢性病患者(如高血压、糖尿病、厌食症、肥胖、慢性疼痛患者)、依靠技术维持生命的年轻人和儿童(如事故、致残、先天性病症患者)、晚期癌症或艾滋病患者、特殊的健康人群(如新生儿及孕妇)以及正常人群的健康管理。适用于家庭监测的生理学数据有:①循环系统的功能信息,如心电图、血压、心律等;②呼吸功能信息,如动态血氧饱和度、呼吸曲线、肺活量等;③内分泌检测信息,如血糖、尿糖、微白蛋白、胆固醇等;④孕产妇信息,如宫缩压力、胎儿心律等;⑤其他生物信息,如体温、脉搏、排汗量、活动度等。

2. 院内远程监护

主要用于重症监护病房(ICU)、冠心病监护病房(CCU)、新生儿监护室(NICU)和手术室(OR)等中央监护。

二、远程医学教育

远程医学教育是远程教育(teleeducation)在医疗卫生领域的应用。现代远程教育主要依托计算机网络技术、现代通信技术,提供直播教学、录播教学、现场转播、远程学术讨论咨询、课程高速下载、网上浏览和光盘邮寄等多种方式的教育培训,具有不受时间、地点限制,传播速度快,培训面广的特点,能够为广大在职卫生技术人员提供及时、方便、快捷和相对经济的服务。

　　远程教学的主要功能是拓展教学的空间和时间,实现对远地的同步或异步教学。远程教学系统在教育技术上包括实时交互式课堂教学系统、课后的非实时网络化自学系统、数字化图书文献系统、学生支持系统、考试系统和评估系统等。双方的师生虽身处异地却能如同处一室般地进行实时交互式的信息反馈和交流。

　　(一)形式与内容

　　1. 远程医学学历教育

　　在我国指的是毕业后的医学学历教育,教育部近几年批准了近70所高校开展网络教育,其中有10余所(如北京大学、北京中医药大学、中国医科大学、复旦大学、同济大学、东南大学、浙江大学、山东大学、中山大学、华南理工大学和四川大学等)涉及远程医学教育,涵盖了基础医学、中医、药学、护理学、生物医学工程、卫生事业管理和医学信息管理等19个专业,临床医学因其专业特殊性,目前还不可以通过网络学习取得学位。

　　2. 远程继续医学教育

　　是通过远程的方式对在职卫生技术人员及公共卫生管理人员的终身医学教育,特别是针对偏远地区基层在职卫生技术人员开展的各种专业培训。例如:卫星卫生科技教育网 (http://www.sww.com.cn, 双卫网)、全军远程医学信息网(http://www.tmn.com.cn/ycyx_index.asp,军卫网)等影响较大的专业远程医学教育平台,通过覆盖全国的卫星网(天网)和互联网(地网)提供多种形式的远程医学继续教育。

　　另外,有些省市或公司也建立了一些远程继续医学教育网站,提供远程医学教育服务,如浙江省医学会建立的医联远程医学教育网(http://www.mediuni.com)、华夏远程继续医学教育网(http://www.886120.cn)、医学教育网(http://www.med66.com)和江西远程医学教育网(http://www.jxycyxjy.com)等。

　　3. 远程健康教育

　　应用远程的方式对普通人群进行医学常识普及性教育以及慢性病预防、保健、康复等方面的知识技能教育。我国的医疗卫生资源大多集中在大中城市,边远地区卫生资源相对贫乏,使用远程的方式开展健康宣传教育能够更加有效地组织资源,对提高人类健康的综合素质,加快医学技术的发展有着重要意义。随着"健康中国2020"、"中医治未病"等国家卫生战略的提出,各类医学网站将会加大远程健康宣传教育力度。国外的一些非营利性组织及医学院校成为了远程健康宣传教育的先驱者。例如,世界银行协会(World Bank Institute)就致力于通过开展健康宣传教育帮助会员国家的政府、机构提高当地人口的健康水平,远程教育已成为该协会主要的授课形式。美国的得克萨斯大学(University of Texas)开展了对得克萨斯—墨西哥偏远贫困地区基层医务人员及儿童的远程医学教育及健康宣教,并在当地设立了多个医疗点。远程医学教育及健康宣教内容包括：清洁与疾病的关系、糖尿病、肥胖症、健康生活方式的培养、生育及遗传、皮肤癌的预防、急救基础知识、牙齿健康保健、心脏保健等，由专家录制好课件进行教学，当地的教师在现场进行指导。

(二)学习方式

1. 远程教育站点

通过互联网，连接医学教育站点，点播教学内容(如VOD医学视频点播)、下载学习课件、收听实况转播。

2. 网上学习交流

通过医学站点的网上论坛、BBS、网上医学电子杂志、网上医学新闻组、网上医学电子刊物、网上的医学网站、教育网站、咨询网站以及专题讲座等获取有关资料进行学习。

3. 远程手术示教

有效地解决了手术视野小、见习不方便的弊端，通过远程手术示教为临床带教医生提供了便利，大大提高了带教的效果。

4. "光盘大学"

邀请我国最优秀的教授主讲高校中不同专业的主要课程，并将教学实况或实验过程按课时录制成CAI课件或者是VCD光盘，在全国公开发行，使每一个需要学习的人都能有机会聆听名师的讲授，等于使每一个人都拥有了接受高等教育的机会。这种教育形式被称之为"光盘大学"。

5. 网上虚拟学校

从学生入学注册、学籍管理、课堂教学、实习考试、颁发文凭、毕业典礼等都在网上进行。提供学历教育的医学院校大多采用这种模式。

6. 空中课堂

中国卫星远程教育网。通过卫星转播，解决边远地区学生的学习问题。

我国的远程医学教育大体经历了三个发展阶段：第一代是函授教育，这一方式为我国培养了许多人才；第二代是20世纪80年代兴起的广播电视教育，我国的这一远程教育方式和中央广播电视大学在世界上享有盛名；第三代起始于90年代，随着信息和网络技术的发展，产生了以信息和网络技术为基础的现代远程教育。

三、远程学术交流

利用网络进行的学术交流主要是通过网络视频会议系统得以实现。网络视频会议是通过网络通信技术来实现的虚拟会议，使在地理上分散的用户可以共聚一

医学信息学

130

处,通过图形、声音等多种方式交流信息,支持人们远距离进行实时信息交流与共享,协同工作的应用系统。

远程学术交流是传统医学学术会议交流的补充形式,为医务工作者创造了更多的学习机会。身处异地照样可以及时参加会议,聆听精彩的学术报告,进行学术研讨。远程医学学术交流一般设有一个主会场和若干个分会场。通过通信网络把两个或多个会场的多媒体终端连接起来,互相传送各种图像、语音和数据信息,使各方参会人员有身临其境地进行"面对面"交流的感觉。

四、远程信息资源共享

远程医学文献资源共享是指利用因特网提供远程文献信息服务,如文献检索、全文传递、参考咨询服务等,是远程医学最为成熟的应用领域。主要体现在四个方面:①通过互联网多种多样的信息服务机构共建网络连接,构成了四通八达的信息服务网络。②信息资源上网,变信息独享为信息共享。各信息服务机构致力于开发各种各样的专业数据库,并将其联网,从而形成十分丰富的网络信息资源。③变手工信息服务为网络信息服务。网络环境下信息服务机构不可能也没有必要追求独立完善的实物馆藏体系,而是以网络资源为依托,广泛交换文献信息。④集信息服务与培训服务于一体。在网络环境下,不仅信息服务人员可进入网络利用丰富的网络信息资源来完成用户咨询报告,而且还提供网上培训服务,让用户参与信息收集与研究,从而使用户教育信息化。

(一)构建立体化的信息服务网络

任何信息服务机构都不可能订购所有的电子全文文献,然而利用网络优势,通过链接系统软件,为订购单位提供各种链接,使数据库与全文电子文献、馆藏目录、互联网相关站点、文献传递中心和最终用户之间建立直接联系,形成多层次的信息服务体系。同时,在网络环境下信息服务活动不仅作用于信息服务用户的过程,而且还参与社会知识扩大再生产,从而构成了纵横交错的立体化信息服务网络。

(二)提供精品化的咨询产品

信息服务的精品化源于电子信息量的急剧增长。信息用户被笼罩在巨大的信息网络之中,其需求观念发生了变化,他们不再认为信息愈多愈好,而是逐渐从需要大量的一般信息转变到对信息有特定的需求上来。用户的精品意识逐渐加强,信息用户的需求正日益从完备充分向及时精确转变,逐步向精品化方向发展。咨询服务的重点将转向为用户提供深层次的信息服务,即按照用户特定需要搜集信息,并进行重组,有针对性地生产出二次、三次信息产品,如课题查新、专利查新、综述、评论、专题研究报告、动态分析等,通过网络进行高级咨询服务。

(三)建立主动服务新模式

传统的信息服务由于受文献收藏场地所限,信息服务机构向读者提供信息服务的方式一般是口头咨询、定题检索和文献借阅等面对面的服务,是一种被动服务。在网络环境下,借阅手续、咨询服务、定题服务、文献检索服务等都可在网上进行。利用QQ、MSN、图书馆在线咨询系统,可以不与用户见面,便可完成简单咨询。用户也可在线按要求填写信息需求单,由信息咨询人员按照需求提供不同层次的咨询服务产品。

上述的远程医学文献资源共享,无论在国内国外,都有非常成熟的典范。美国的OCLC、NLM,我国的CALIS、NSTL等都是提供远程文献资源共享服务的代表。联机计算机图书馆中心(online computer library center,OCLC)拥有世界上最大的书目数据库,是世界上最大的图书馆及信息中心网络,它向63个国家和地区的24 000多所图书馆和信息中心提供各种信息服务。OCLC提供文献记录和馆藏地点信息,并进行联合编目。用户能够通过Internet或其他远程通信方式与其连接,随时存取这个极为丰富的数据库中的信息,实现资源共享。美国国立医学图书馆(NLM,http://www.ncbi.nlm.nih.gov)的Entrez生命科学文献检索系统是最具代表性的全球远程医学文献资源共享系统,并可免费使用。Entrez提供了30多个与生命科学相关的数据库,如PubMed、Genome、Protein、PubChem Substance等。

国内的NSTL、万方数据、超星数字图书馆、CNKI、VIP等文献资源体系都是远程文献资源共享的代表。它们既可提供多种形式的文献服务,也可提供深层次的信息产品开发和参考咨询服务。国家科技图书文献中心(NSTL)是以科学院系统为平台建立的国家层面虚拟的科技文献信息服务机构,其宗旨是根据国家科技发展需要,按照"统一采购、规范加工、联合上网、资源共享"的原则,采集、收藏和开发理、工、农、医各学科领域的科技文献资源,面向全国开展科技文献信息服务。中国高等教育文献保障系统 (China academic library and information system,CALIS)是经国务院批准的高等教育"211工程"、"九五"、"十五"总体规划中三个公共服务体系之一。CALIS的宗旨是在教育部的领导下,把国家的投资与现代图书馆理念、先进的技术手段、高校中丰富的文献资源和人力资源整合起来,建设以中国高等教育数字图书馆为核心的教育文献联合保障体系,实现信息资源共建、共知、共享,从而发挥最大的社会效益和经济效益,为中国的高等教育服务。

思考题

1. 何谓远程医疗、远程医学？它们的区别在哪里？
2. 远程医学的发展经历了哪几个阶段？
3. 远程医学系统的功能有哪些？
4. 远程医学教育的学习方式有哪些？

第八章　医学决策支持系统

　　21世纪计算机和网络技术的发展正在改变医学领域的工作模式,医院的网络化、数字化、信息化、智能化发展一日千里。医院信息化建设初期,建立在各种大、中型数据库之上的HIS以处理日常工作和提高工作效率为主要目的, 数据的价值仅仅体现在保证完成每个具体的业务上。随着信息化的发展,一方面历史性数据开始出现,对大量历史数据的管理迫在眉睫;另一方面医院决策者已经不满足于单纯的医疗业务流程自动化(如查询、维护等),而希望能够更好地汇总、分析医院多年来积累的庞大的医疗数据、经济数据等数据资源,并期望从中挖掘出相关的内在规律,以便更好地支持决策。由此,医师的工作也从传统的经验决策走向了以患者已知存在的客观事实为依据的医疗决策。

第一节　概述

一、决策

(一)决策与科学决策

　　在汉语中,"决"是决定、决断、断定,"策"则是计谋、计策、主意等。决策这个词,现在使用得相当广泛。从宏观上讲,决策就是制定政策,从微观上讲,决策就是做出决定。决策是在相关信息的收集、整理、加工、分析基础上得出的结果,并且决策总是希望提供的方向正确和实施的效应有益。随着科学技术的发展,经验决策逐渐被科学决策所替代。科学决策是决策者在准确全面掌握相关信息的基础上,依据科学方法、科学程序和科学手段所进行的决策工作。决策者进行科学决策必须依靠决策体系开展工作,基于准而全的相关信息,严格遵循一定的决策程序,运用科学的决策方法,采用先进的信息处理技术和手段,进行符合客观实际的决策。

(二)决策的分类

　　根据信息技术领域计算机或系统对信息加工处理的角度,决策按其性质可分为如下三类:

(1)结构化决策是指对某一决策过程的环境及规则,能用确定的模型或语言描述,以适当的算法产生决策方案,并能从多种方案中选择最优解的决策。

(2)非结构化决策是指决策过程复杂,不能用确定的模型和语言来描述其决策过程,更不能确定最优的决策。主要靠决策者的知识、经验和智慧完成决策。

(3)半结构化决策是介于以上两者之间的决策,这类决策可以建立适当的算法产生决策方案,使决策方案中得到较优的解。

非结构化和半结构化决策一般用于一个组织的中、高管理层,其决策者一方面需要根据经验进行分析判断,另一方面也需要借助计算机为决策提供各种辅助信息,及时做出正确有效的决策。

(三)决策的过程

决策往往不可能一次完成,而是一个循环往复的过程。决策可以借助于计算机决策支持系统来完成,即用计算机来辅助确定目标、拟订方案、分析评价以及模拟验证等工作。在此过程中可用人机交互方式由决策人员提供各种不同方案的参量并选择方案。决策的过程一般分为四个步骤:

(1)发现问题并形成决策目标,包括建立决策模型、拟订方案和确定效果度量,这是决策活动的起点。

(2)用概率定量地描述每个方案所产生的各种结局的可能性。

(3)决策人员对各种结局进行定量评价,一般用效用值来定量表示。效用值是有关决策人员根据个人才能、经验、风格以及所处环境条件等因素,对各种结局的价值所做的定量估计。

(4)综合分析各方面信息,以决定方案的取舍。有时还要对方案作灵敏度分析,研究原始数据发生变化时对最优解的影响,决定对方案有较大影响的参量范围。

决策的关键是充分掌握信息,并根据信息做出合理判断。因此,信息的收集、整理和加工是首要问题。离开信息,决策将成为无源之水,无根之木。

二、决策支持系统

(一)决策支持系统

20世纪70年代中期Keen和Scott Morton首次提出了"决策支持系统"一词,标志着利用计算机与信息技术支持决策的研究与应用进入了一个新的阶段,并形成了决策支持系统新学科。决策支持系统(decision support system,DSS)是指为了辅助决策人员做出最佳决策,以管理学、运筹学、控制论和行为科学为基础,以计算机技术、仿真技术和信息技术为手段,针对半结构化的决策问题,支持决策活动的智能的人机系统。它是管理信息系统(MIS)向更高一级发展而产生的先进信息管理系统。它为决策者提供分析问题、建立模型、模拟决策过程和方案的环境,是调用各种信息资源并进行分析的工具,进而帮助决策者提高决策水平和质量。

(二)决策支持系统的发展过程

1. 初阶决策支持系统

自"决策支持系统"的概念提出以后,在整个20世纪70年代,研究开发出了许多较有代表性的DSS。到20世纪70年代末,DSS大都由模型库、数据库及人机交互系统三个部件组成,它被称为初阶决策支持系统。

2. 智能决策支持系统阶段

1980年Sprague提出了决策支持系统三部件结构(对话部件、数据部件、模型部件),明确了决策支持系统的基本组成,极大地推动了决策支持系统的发展。20世纪80年代末90年代初,决策支持系统开始与专家系统(expert system,ES)相结合,形成智能决策支持系统(intelligent decision support system,IDSS)。智能决策支持系统充分发挥了专家系统以知识推理形式解决定性分析问题的特点,又发挥了决策支持系统以模型计算为核心的解决定量分析问题的特点,充分做到了定性分析和定量分析的有机结合,使得解决问题的能力和范围得到了一个大的发展。智能决策支持系统是决策支持系统发展的一个新阶段。

3. 新决策支持系统阶段

20世纪90年代中期出现了数据仓库(data warehouse,DW)、联机分析处理(online analysis processing,OLAP)和数据挖掘(data mining,DM)新技术,DW+O-LAP+DM逐渐形成新决策支持系统的概念,为此,将智能决策支持系统称为传统决策支持系统。新决策支持系统的特点是从数据中获取辅助决策的信息和知识,完全不同于传统决策支持系统用模型和知识辅助决策。传统决策支持系统和新决策支持系统是两种不同的辅助决策方式,两者不能相互代替,更应该互相结合。

4. 综合决策支持系统阶段

把数据仓库、联机分析处理、数据挖掘、模型库、数据库、知识库结合起来形成的决策支持系统,即将传统决策支持系统和新决策支持系统结合起来的决策支持系统,称为综合决策支持系统(synthetic decision support system,SDSS)是更高级形式的决策支持系统。综合决策支持系统发挥了传统决策支持系统和新决策支持系统的辅助决策优势,实现更有效的辅助决策。

5. 网络环境的决策支持系统

由于Internet的普及,网络环境的决策支持系统将以新的结构形式出现。决策支持系统的决策资源,如数据资源、模型资源和知识资源,将作为共享资源,以服务器的形式在网络上提供共享服务,为决策支持系统开辟一条新路。网络环境的决策支持系统是决策支持系统的发展方向。

（三)决策支持系统的功能

(1)收集、管理并随时提供与决策问题有关的组织内部信息、组织外部信息及各项决策方案执行情况的反馈信息。

(2)能以一定的方式存储和管理与决策问题有关的各种数学模型、常用的数学方法及算法,并能灵活地运用模型与方法对数据进行加工、汇总、分析和预测,得出所需的综合信息与预测信息。

(3)具有方便的人机对话和图像输出功能,能满足随机数据查询要求,回答"如果……则……"之类的问题。

(4)提供良好的数据通信功能,以保证及时收集所需数据并将加工结果传送给使用者。

三、决策支持系统与医学

随着医学科学知识的快速更新和新技术的临床应用,对同一疾病的多种诊断方法与治疗手段的选择,让医务工作者客观、全面、科学地做出正确决策的难度不断增加。将决策系统用于医学实践不但可以帮助医师解决复杂的医学问题,作为医师诊断、治疗以及预防的辅助工具,同时也有助于医学专家宝贵理论和丰富临床经验的保存、整理和传播。

医学决策支持系统是对某一病人决策时计算机系统所能提供的更为直接的帮助,是将医学知识应用到某一病人的特定问题,提出具有最佳的费用/效果的解决方法。一方面,这种方法需要把各种推理机制与医疗管理系统结合起来,另一方面还有评价和修正其理论上和实践上的效果。这要求对医务人员的活动、医疗过程、需求和决策系统在目前和将来的可行性等内容有深入的了解。

临床决策支持系统 (clinical decision support system, CDSS) 是帮助医生利用患者信息、医学知识和针对具体病例的临床指南、建议以及解决半结构化、无结构化问题的用户界面的交互式计算机系统。它能直接帮助医护人员进行数据的解释与临床决策。

1974年由斯坦福大学Shortliffe博士开发完成的MYCIN专家系统是CDSS领域的代表,许多类似系统都是在其基础上研制而成的。MYCIN系统不但具有优良的性能,而且具有解释功能和知识获取功能,可以用英语与用户对话,回答用户提出的问题,还可以在专家指导下学习医疗知识。该系统基于规则化推理机制,使用了知识库的概念和模糊推理技术,并具备人工智能的特征。该系统主要用于识别会导致严重感染的菌群,如脑膜炎球菌等。限于当时整合技术的原因,MYCIN未能充分利用临床关联数据,其核心知识库的规则条目也未得到应有的扩充和维护,因此,没能应用于临床实际。但是,MYCIN对计算机医学决策支持的理论和实践,都具有划时代的意义。

第二节　CDSS的功能与特点

　　临床决策支持系统被设计成一个主动的知识管理系统,可以利用患者的两项或多项数据信息来生成针对此病人的建议。简单地讲,CDSS就是一个决策支持系统,它着眼于利用某种方式的知识管理,通过部分项目的患者信息来实现提供临床诊疗建议的目的。

一、CDSS目标与功能

　　现代临床决策支持系统的目的是为帮助临床医生提供医疗保健服务。临床医生可以通过CDSS的帮助来进行诊断与鉴别诊断,进一步深入分析病例资料。早期关于CDSS的理论是利用CDSS来照本宣科地为临床医生提供决策。临床医生可以通过输入信息来等待CDSS输出"正确"的决策进行选择,并通过简单的输出来指示决策。然而,新的CDSS实现辅助决策的理论主要关注于临床医生与CDSS之间的互动,以便利用临床医生的知识和CDSS对医学知识的系统管理,更好地分析患者的信息,这样的作用较之于人或者CDSS系统本身具有更大的优越性。尤其是CDSS可以提供建议或输出一组相关信息,以便临床医生浏览参阅并选择出有用的信息而去除那些错误的CDSS建议。

　　临床医生如何使用CDSS的实例来源于CDSS的子系统,即诊断决策支持系统(diagnosis decision support system,DDSS)。DDSS可以利用病例资料来建立一组适宜的诊断,医生根据DDSS输出的信息来确定哪些诊断是相关的。通过CDSS对临床问题做出科学决策时,需充分考虑3个方面的要素:①患者的需求,患者临床表现以及患者高危因素;②医生的诊疗需求;③基于循证医学的客观证据。其临床决策模式如图8-1所示:

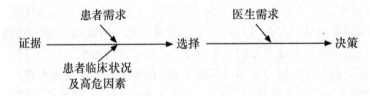

图 8-1　临床决策模式图

　　另一个重要的CDSS系统分类是基于它被使用的时机。医生利用这些系统来提供服务以便在他们处理病人时得到帮助,即被使用的时机为诊断前、诊断中和诊断后。利用诊断前CDSS系统,医生可以完成对疾病的初步诊断。而在诊断中的

CDSS系统可以帮助医生回顾并筛选初步诊断,以便完善最终诊断结论。诊断后的CDSS系统可用于挖掘患者与其既往医疗信息、临床研究之间联系的资料以便预测其将来的健康问题。目前的CDSS形式主要有两种,基于知识库的CDSS和基于非知识库的CDSS。

二、基于知识库的CDSS

大多数CDSS由三部分组成,即知识库、推理机和人机交流接口部分,如图8-2所示。只是部分依赖包括编译信息的规则与联系,通常采用IF-THEN规则来存储和管理知识。例如,某一系统用来研究药物之间的相互作用,规则是如果(IF)服用X药与Y药,那么(THEN)服用者需要注意或者警惕什么。如果采用另外一种方式,高级使用者可以编辑相关知识库里的规则,从而用于其他新药的研究。推理机部分是知识库的知识与患者信息整合、比较、分析的引擎。人机交流接口则允许将结果显示给使用者,同时也可以作为系统输入。

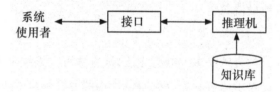

图 8-2 基于知识库的 CDSS 的基本结构图

三、基于非知识库的CDSS

基于非知识库的CDSS系统多采用人工智能的形式,这种人工智能在近年的CDSS研发中被称为机器学习,可以允许计算机从既往经验中或是其他临床资料中获得知识。两种非知识依赖系统分别基于人工神经网络和遗传算法。

1. 人工神经网络

人工神经网络(artificial neural networks,ANN)是利用节点及其之间的加权联系方法,加以分析患者资料,从中获得症状与诊断之间的联系。这种结构的CDSS的优点是无须临床专家书写诊断规则,解决临床知识无法表示的瓶颈问题,并且通过训练数据及训练模型能得到可靠输出。然而,由于系统本身不能解释其使用数据的方式和分析诊断的细节,大多数临床医生不易通过系统做出鉴别诊断以及归纳总结出诊断依据,在临床应用中仍存在部分障碍,有待进一步改进。

2. 遗传算法

遗传算法(genetic algorithm,GA)是基于进化理论,采用直接选择的方式来得到合适的CDSS结果。遗传算法可评价解决一个问题的各随机组成成分。最先出现的解法将被重组和变异,进入下一次运算。这一程序经过n次循环运算获得最优解。这种模式与神经网络类似,从病人资料中获取信息及知识规则。

从整体而言,基于非知识库的CDSS通常着眼于较为狭窄的症状列表,如某一症状仅对应一种疾病,而在基于知识库的CDSS中,一种症状则覆盖了许多疾病以供诊断。两者无论从结构上还是功能上都存在很大的差异。

第三节　CDSS的构建方法

临床决策支持系统可以采用多种不同的方法来构建和实现临床决策支持功能。分析现行的临床决策支持系统建模过程,一般包括如下基本方法。

(一)数学模型

数学模型过去通常被用于生物学或生理学系统的描述。该模型可以在被动模型中使用(如分析一个或几个参数变化的结果),也可以在主动模型中使用(如自动控制),可直接帮助决策。

(二)统计学方法

最常用的统计学方法是多元分析方法,该方法可以根据患者的参数值将患者的诊断和治疗进行分类。统计的方法包括多元回归和判别分析,判别分析可以用于诊断,而多元回归可以用于预后和治疗。

(三)以概率论为基础的方法

以概率论为基础的方法必须采用贝叶斯公式和决策理论。贝叶斯决策法是指在情报不完全的情况下,对部分未知的状态用主观概率估计,然后用贝叶斯公式对发生概率进行修正,最后再利用期望值和修正概率做出最优决策。它是最常见的以期望为标准的分析方法。

(四)人工智能

人工智能(AI)是有关计算机智能化的理论和技术的研究。人工智能的主要研究领域是建立专家系统,即利用专门的知识和推理机制获得某一领域的高水平的计算机操作程序。

第四节　CDSS的应用与发展

一、MYCIN专家系统

MYCIN起源于20世纪70年代初, 由斯坦福大学的Edward Shortliffe基于Dendral的专家系统设计开发,于1974年完成。作为一个帮助诊断细菌感染疾病和提供治疗咨询的决策支持系统,MYCIN能识别某些导致重度感染的菌群,例如菌血症和脑膜炎球菌,推荐有针对性的抗生素种类和剂量。在临床中它大致遵循以下四个步骤:

(1)判断所发现的细菌是否引起了疾病。

(2)判断疾病可能是由哪种病菌引起的。

(3)判断哪些药物对抑制这种病菌可能有效。

(4)根据患者的情况,选择最适合的药物和剂量。MYCIN系统用产生式规则体现专家的判断,模仿专家的推理过程。

产生式规则是MYCIN系统的核心内容。系统包含一个大约600套规则的支持库,每套产生式规则会归纳一类医学专家总结出的感染疾病的知识,再根据不精确推理规则(可信度因子)进行推理判断,具体过程可以简单解释为:

(1)由MYCIN决定使用哪些规则以及如何关联这些规则。

(2)这些规则会对MYCIN的推理进行连贯解释,并向用户提出相应问题。

(3)根据问题答案,诊断结果会按照概率高低的顺序依次排列,概率数字和推理可靠程度显示在结果之后。

大量的研究和实践表明MYCIN诊断的有效性可以达到69%,这个数字甚至超过了某些感染疾病方面专家的水平。但可惜的是由于当时计算机的诊断和医疗被认为会带来法律和伦理方面的问题,使得MYCIN最终没能应用于临床治疗。另一关键的障碍则是,对于MYCIN这样一个独立的系统,当时信息整合技术的水平很难为其提供较为完整的患者疾病信息。

MYCIN系统是用INTERLISP语言编写的。初始的系统包含有200条关于菌血症的规则,可以识别大概50种细菌。以后该系统又经过了扩展和改进,使其可以诊断和治疗脑膜炎。同时又有人以MYCIN的控制机制和数据结构为基础,开发了可覆盖多领域的EMYCIN(essential MYCIN),即专家系统开发工具。

MYCIN专家系统是决策支持系统的代表,许多其他类似系统都是在MYCIN的基础上研制而成的。MYCIN系统不但具有较高的性能,而且具有解释功能和知识获取功能,可以用英语与用户对话,回答用户提出的问题。该系统还使用了知识库的概念和不精确推理技术。MYCIN系统对计算机决策支持的理论和实践,都有较大的贡献。

二、ONCOCIN和OPAL

ONCOCIN是斯坦福大学开发的另一个专家系统,可辅助医生在癌症化疗方面进行医疗决策,于1979年至1987年之间在斯坦福大学肿瘤门诊试用。作为MYCIN系统的延续,它使用了相同的推理机制。ONCOCIN的命名实际上是来源于

"oncological(肿瘤学的)"和"MYCIN"两词的组合。

规则推理是ONCOCIN的一大特点。但为了满足用户的需要,开发人员不得不频繁地对程序进行修改,以满足治疗方案的增加和修改。在ONCOCIN系统中为每个治疗方案定制程序要花费6周的时间,方案本身数量巨大且改动频繁,编程人员无法及时地在程序中反映这种变化。而且由于在ONCOCIN中为化疗方案编码的过程非常复杂,错编或漏编的情况时常发生。最终的结果是医生既不信任系统,也常常不依照系统的建议方案执行。这也是最终导致ONCOCIN并没有被实际采用的重要原因。

为了提高临床知识的编码速度,Fagan提出使用GUI(图形操作界面),通过表格填空的方式加快速度和提高准确性,OPAL应运而生。

在ONCOCIN系统中,通过OPAL临床治疗方案进行编码,可以使每个方案的程序编写时间缩短至2周,而且用户能够自由定制一些治疗方案的具体内容。但是由于临床领域类别太过复杂繁多,对于不同的领域需要构建不同的OPAL,而构建每一个领域的OPAL大约要超过2年的时间。

目前肿瘤学家大多对ONCOCIN并不了解,他们通常使用NCCN(国家范围癌症疾病网络)或ASCO(美国肿瘤协会)提供的治疗方案,导入到现有的临床信息系统中以获得决策支持。

三、CASNET

从1971年开始到1978年研发完成,CASNET是与MYCIN系统几乎同时出现并发展起来的CDSS。作为第一个基于因果推断理论的医疗专家系统,它的目的是帮助眼科专家进行对青光眼的诊断和治疗。1976年,根据美国眼科与耳鼻喉科学学会的评估,该系统被认为已经到达行业专家的水平。

CASNET的良好表现得益于病种致病原因较为简单清晰。从患者视力,病症,到其病理生理状态,再到得出诊断和决定治疗计划,决策树按照这样一种层级结构展现出来。一旦描述出患者的视力和病症情况,就可以因果关联到相应的病理生理状态,然后根据病理生理状态划归至相应的疾病分类并安排治疗计划。

四、利兹腹痛专家系统AAPHelp

临床医疗中,急性腹部疼痛非常常见,但是在发病初期难于诊断。20世纪60年代后期,英国利兹大学Yorkshire健康信息学中心开发了AAPHelp,用于辅助急性腹部疼痛(AAP)的临床评估和决策工作。

AAPHelp系统以手术和病理诊断为标准,依据贝叶斯概率理论,通过对患者症状、体征、检验结果等数据与多个数据库海量病例中的对应数据进行比对,得出若干诊断建议和可能性百分比。1972年的系统评估显示,在7类304个急性腹痛病例中,与医生65%~80%的确诊率相比,AAPHelp系统的准确率高达91.8%。即使与专家相比,对于全部7个大类中的6类病症,AAPHelp都能更准确地进行归类划分。不过在除利兹以外的其他地区使用这套系统却从未达到此种准确率。原因包括人群差异,地域文化不同导致数据在录入前的转化过程中产生了差异。

尽管AAPHelp系统受到很大关注,但由于其对临床医生的诊断工作的作用更像是一种替代,而非单纯的辅助,所以临床工作人员对于单调的数据录入工作积极性不高。到目前为止,这套系统仍然在用,但用途与最初期望并不一致。

五、HELP

HELP(health evaluation through logical processing)是一套有完整的知识库支持的智能化医院信息系统,由Utah大学和Latter Day Saints(LDS)医院从20世纪70年代进行开发。它涵盖了医学信息学很多方面的具体应用和方法学的内容。除支持医院日常工作,如医嘱录入、费用记录、药房、放射、护理文档、ICU监测外,HELP还可以提供医疗提示、病症诊断、临床方案和患者管理等临床决策支持功能。

HELP系统在电子病历中加入了监控程序和一套储存和应用决策逻辑的机制,这些决策逻辑以名为HELP sector的医学逻辑模块为载体,使用决策规则语言Arden Syntax编程进行增改。患者数据的录入可以触发医学逻辑模块对相应信息进行处理,系统可以自动地生成日常报表和治疗日程表,也可以基于事件驱动的方式定制提示、警告等功能。作为一个庞大复杂的系统,HELP展示了与当时较为常见的独立专家系统相比,通过监控整合数据的方式实现决策支持的优势。

尽管HELP系统的初期硬件投入以及人员培训费用巨大,投资回报周期长,但是由于其可以直接从医院信息系统中获取数据而解决了大量重复的数据录入问题。HELP系统还可帮助降低用药事故,很好地控制术后感染,因此它成为最长久和最成功的临床信息系统之一。

六、Internist-1和QMR系统

1974年,Pittsburgh大学的Myers、Pople和Miller开发了Internist-1系统,随后演化为QMR(快速医学参考)。Internist-1的应用范围覆盖普通内科学,较前面提到的MYCIN和AAPHelp的应用对象要复杂得多。系统包含了大约600种内科疾病诊断和相关的4 500多种临床表现,每类疾病大约包含75~100种的临床表现。这种复杂性带来的问题既无法借用MYCIN的简单逻辑, 也无法参考针对有限病症的AAPHelp进行解决。于是Internist-1引入了一个特殊的评分机制表现疾病与临床发现之间的关联。

Internist-1设定三个与临床发现相关的参数:

(1)频度权值(frequency weigh),某临床表现在某疾病中出现频率高低用1~5

表示,1表示很少,5表示总是;

(2)激发强度(evoking strength),某临床表现对某类疾病的决定程度用0~5表示,0代表无法根据某临床表现进行诊断,5代表根据某临床表现可以确诊;

(3)重要参数(important number),临床表现中的某些异常问题对诊断影响的重要程度,由低到高用1~5标识。

其中前两个参数类似于贝叶斯公式的条件概率和后验概率,只是数值的选定并非源于统计数字而是由专家依据经验分析得出。第三个参数解决了在统计方法中权衡某些临床干扰因素的难题。依据这三个参数,Internist-1系统参照患者临床表现对病症进行诊断和评分。

Internist-1依赖大型机和拨号网络运行,支持的数据类型有限,数据存取时间长,开销巨大,界面不够友好,为此,Miller、Masarie和Myers又开发了运行在微型计算机上的QMR系统(快速医学参考)。QMR可以提供对Internist-1系统数据库快速和方便的存取,允许录入患者数据与知识库内容比对后生成不同诊断,并使用概率法对多个诊断结果进行排序。

七、DXplain

DXplain是1984年由马萨诸塞州综合医院计算机科学实验室开发而成的专家系统。从1987年开始通过AMANET网络,之后转由因特网,实现了全国范围的使用。程序界面友好,系统用户面向医疗卫生方面的工作者和学生群体。

除了通过录入患者症状、检验结果以及临床表现等信息得出辅助诊断以及推断原因,DXplain还能提示哪些信息可能有助于疾病治疗。DXplain工作起来像一个可以检索的、构建在一系列大型数据库之上的数据库系统,这些数据库包含有数字医学教科书以及参考系统。DXplain最常规的工作方式是依照用户向系统录入的患者病例数据,输出一个有关疾病的排序列表。到目前为止,系统数据库中包含了2 241种疾病以及超过4 800种的症状、体征及临床表现,平均每种疾病53项。

然而到目前为止,DXplain仅仅用于教学和实验室环境。与其他独立的专家系统类似,DXplain的局限性包括既缺乏完整的患者相关的临床症状、体征、检验等信息,也不具备解读某些重要临床表现和解决疾病间关系的能力。

八、ISABEL

ISABEL是由Maude夫妇和Britto博士于1999年建立的。Britto博士是伦敦圣玛丽医院小儿加护病房的主治医生, 在Maude夫妇的女儿Isabel被当地医生误诊后,Britto负责接手治疗Isabel,同时开发的专家系统也因此得名。用于小儿和成人的专家系统分别在2002和2005年得到了实施应用。

ISABEL结合了解剖学的MBC(内涵计算)和Isabel算法来处理庞大复杂的医

学知识,通过搜索非格式化的医学文本内容(基于统计的自然语言处理)实现决策支持。用户可以使用非结构化的自然文本实现临床表现的信息录入,然后系统会通过概念和词汇匹配的方法进行搜索,最终生成诊断列表。个人、团体以及公共机构都可以通过网络途径使用ISABEL系统。

ISABEL作为一个临床决策支持和知识转化系统由以下两部分组成。

1. 诊断提示系统

根据给定的一组临床特征,为医生提供诊断结果参考列表,通过模式匹配功能可以实现患者数据集和医学文献数据集的匹配,帮助医生了解与疾病相关的所有信息。

2. 知识转化系统

具有超过10 000种诊断类别的分类法,每个诊断类别涉及一个核心知识。它可以被用来对稳定的孤立知识进行搜索并概念化,同时还可以用做搜索相似但未成形的知识内容。系统推荐用户使用SNOMED CT来获取知识内容。

思考题

1. 何谓决策?决策按性质可分为哪几类?

2. 决策支持系统的发展过程可分为哪几个阶段?

3. 常用的CDSS的构建方法有哪些?

第九章　公共卫生信息系统

第一节　公共卫生与公共卫生信息学

一、公共卫生

(一)公共卫生概念的扩展

公共卫生的概念是公众与医学家在长期与疾病做斗争的过程中形成的。它是运用医学、工程学和社会科学的各种成就,用以改善和保障人群的健康及预防疾病的一门学科。

1920年耶鲁大学Winslow教授曾经对公共卫生下了这样的定义:"公共卫生是防治疾病、延长寿命、维持身体健康和改善身体机能的科学和实践。公共卫生通过有组织的社会努力改善环境卫生,控制地区性的疾病,教育人们关于个人卫生的知识,组织医护力量对疾病做出早期诊断和预防治疗,并建立一套社会体制,保障社会中的每一个成员都享有能够维持身体健康的生活水准。"这个公共卫生的经典定义,在1952年被世界卫生组织(World Health Organization,WHO)采纳,并一直沿用至今。尽管在以后的岁月中,随着人们对于公共卫生活动内涵的认识逐渐从环境卫生和传染病扩展到慢性病、职业病和意外伤害等的预防控制,各国政府与学者纷纷提出不同的说法,但都只是在此原则上对某一方面的补充或扩展。公共卫生的基本概念,即公共卫生是通过有组织的社会努力来保障人们公平健康的活动这一点一直没有改变。1995年美国医学会将公共卫生概括为"公共卫生就是履行社会责任,以确保提供给居民维护健康的条件,这些条件包括:生产、生活环境、生活行为方式和医疗卫生服务"。1998年英国认可的公共卫生定义是:公共卫生是通过有组织的社会努力来预防疾病、促进健康、延长生命的科学和艺术。所有这些也都没有脱离上述定义的基本范畴。

2003年WHO专家Robert Beaglehole综合了各种公共卫生的既有界定后, 提出了新的定义："公共卫生是改善人群健康和减少健康不平等的合作行动。"这反映出WHO以及人们对于公共卫生需要全社会共同合作的重视。既然是公共问题,就离不开全社会的合作和努力。这个定义同时强调了公共卫生的目的是改善人群健康和减少健康不平等,提高健康的公平性。

我国学术界对于公共卫生的权威理解体现在2003年国务院副总理吴仪在全国卫生工作会议上提出的有关公共卫生的概念："公共卫生就是组织社会共同努力,改善环境卫生条件,预防控制传染病和其他疾病流行,培养良好卫生习惯和文明生活方式,提供医疗服务,达到预防疾病和促进人民身体健康的目的。"这就将公共卫生从最初的改善环境卫生和预防控制传染病,提高到组织社会共同努力预防一切疾病和促进人民身体健康的高度。

(二)公共卫生基本功能

1979年,WHO通过Delphi法研究提出了9项基本公共卫生功能(essential public health function,EPHF)。2000年,泛美卫生组织与WHO开展合作,在美洲国家中确定了12项基本公共卫生功能。2003年,WHO西太区办事处在WHO、泛美卫生组织和美国确定的基本公共卫生功能基础上,提出了9项适合亚太地区国家特点的基本公共卫生功能。美国、英国、澳大利亚等国家也制定了本国的公共卫生基本职能。以美国为例,1988年美国医学研究所(Institute of Medicine)在深入调查研究的基础上,发表了《公共卫生的将来》的报告。该报告指出,将公共卫生服务等同于公共卫生功能不能充分发挥公共卫生在社会上应该发挥的独特作用。公共卫生要完成"确保人人健康环境,满足社会健康利益"的使命,应该具备三大核心功能,即公共卫生评价(assessment),通过系统地监测评估调查来提供健康信息;公共卫生政策研究制定(policy development),通过制定卫生政策动员全民参与公共卫生;公共卫生保障(assurance),通过评价和协调来保障人人享有健康。由公共卫生三大核心功能延伸出来的公共卫生十大基本服务是：

(1)监测社区卫生状况,确定社区内重大公共卫生问题;

(2)诊断和调查社区公共卫生问题和公共卫生危险因素;

(3)将公共卫生问题公布于众并教育社区居民使其具备认识社区公共卫生问题的能力;

(4)动员和建立社区联盟来认识和解决社区公共卫生问题;

(5)制定政策和计划来支持个人和社区的卫生工作;

(6)执行卫生法规保障健康和安全;

(7)为社区居民联系需要的个人医疗保健服务,在缺乏所需的服务时,通过各种方式确保基本的医疗保健服务;

(8)确保公共卫生和医护队伍的质量和能力;

(9)评价针对个人和群体的卫生服务的效果、享有率和质量；

(10)开展公共卫生研究，探索解决重大公共卫生问题的新思路和新方法。

2006年，我国学者在分析WHO、WHO西太区、美国、英国、澳大利亚等国家和组织制定的公共卫生基本职能的基础上，总结出我国现有公共卫生体系应该履行的10项基本职能：①监测人群健康相关状况；②疾病或健康危害事件的预防和控制；③发展健康的公共政策和规划；④执行公共政策、法律、行政法规、部门规章和卫生标准；⑤开展健康教育和健康促进活动；⑥动员社会参与，多部门合作；⑦保证卫生服务的可及性和可用性；⑧保证卫生服务的质量和安全性；⑨公共卫生体系基础结构建设；⑩研究、发展和实施革新性的公共卫生措施。

二、公共卫生信息学

公共卫生信息学是应用信息科学和计算机技术，研究公共卫生信息的运动规则和应用方法，以解决处理公共卫生信息中的问题为目标的一门学科。公共卫生信息学是近年发展起来的一门新兴学科。

公共卫生信息学的相关主题反映了公共卫生的主要服务功能，如人口监测、人口筛查、登记，对消费者服务的机会和义务，遗传咨询，免疫接种，生态环境与流行病的变化，对社会健康环境(食品、药品)的监控，紧急灾难应急，卫生经济改革(资源分配)，劳动力教育和评价等。

21世纪的医学发展趋势是公共卫生和个人健康防治的整合，因此需要建立起与之相适应的基于人群信息的公共卫生信息整合应用系统。公共卫生信息系统是公共卫生信息学的发展，信息知识和公共卫生专业知识发布的关键，它有助于公共卫生基本使命的实现和公共卫生的服务能力的加强。信息技术的普及，尤其是互联网、无线通信技术的大规模应用，彻底改变了传统公共卫生管理的方法，带来了在信息的获取、处理与利用方式上的变革，提高了信息的利用效率。信息技术的利用，可以实现对传染性疾病的报告，突发公共卫生事件处理的全程跟踪，以及相关数据的实时采集；还可为命令的部署，现场与指挥中心的实时信息反馈，联动指挥提供技术支持等功能，有助于对危机事件做出快速和有效的反应。目前，先进的信息处理技术和现代管理手段已经成为公共卫生体系建设的重要内容。因此，公共卫生信息学不仅是实现疾病预防控制现代化的前提，也是突发公共卫生事件预警与应急的基础，是公共卫生管理的基本需求。

2001年美国卫生信息学会组织国家、州和地方公共卫生和信息专家，通过共同的讨论、协商，制定出美国国家公共卫生信息化发展和研究战略规划，指出了公共卫生信息学未来的研究和发展方向。其核心内容包括公共卫生信息系统的架构和基础实施、信息标准和术语标准、公共卫生信息学研究方向、公共卫生信息发展的经费筹集和管理、公共卫生评价、个人隐私相关信息的保护、信息保密和安全、公共卫生信息相关人才培训和人力资源管理等几个主要方面,共计74条。近年来,我国公共卫生信息学优先发展的领域包括疾病监测、公共卫生信息系统建设、突发公共卫生事件监测与应急系统建设、公共卫生信息标准建设和研究等方面。

三、公共卫生信息系统

公共卫生信息系统(public health information system,PHIS)是综合运用计算机技术、网络技术和通信技术构建的覆盖各级卫生行政部门、疾病预防控制中心、卫生监督中心、各级各类医疗卫生机构的高效、快速、通畅的网络信息系统。公共卫生信息系统的网络触角可延伸到城市社区和农村卫生室,能够规范和完善公共卫生信息的收集、整理和分析,具有提高医疗救治、公共卫生管理、科学决策以及突发公共卫生事件的应急指挥能力。我国公共卫生信息系统建设原则是:统一规划,分步实施;突出重点,纵横联网;规范标准,资源共享;平战结合,预警预报;多方投资,分级负责;明确职能,分层装备。

第二节　电子健康档案

电子健康档案(electronic health records,EHR)是人们在健康相关活动中直接形成的具有保存备查价值的电子化历史记录。它是存储于计算机系统之中,面向个人提供服务且具有安全保密性能的终身个人健康档案。EHR是以居民个人健康为核心,贯穿整个生命过程,涵盖各种健康相关因素,实现多渠道信息动态收集,满足居民自我保健、健康管理(疾病防治、健康保护、健康促进等)和健康决策需要的信息资源。EHR的研究起始于20世纪90年代的中后期,是伴随着电子病历(electronic medical records,EMR)的研究而日益深入的,也是当前国内外医疗卫生信息化建设中备受关注的热点之一。

一、电子健康档案的作用和特点

(一)电子健康档案的作用

1. 满足自我保健的需要

居民可以通过身份安全认证后授权查阅自己的电子健康档案。系统、完整地了解自己不同生命阶段的健康状况和利用卫生服务的情况,接受医疗卫生机构的健康咨询和指导,提高自我预防保健意识和主动识别健康危险因素的能力。

2. 满足健康管理的需要

持续积累、动态更新的电子健康档案有助于卫生服务提供者系统地掌握服务对象的健康状况,及时发现重要疾病或健康问题,筛选高危人群并实施有针对性的防治措施,从而达到预防为主和维护健康的目的。基于知情选择的电子健康档案共享将使居民跨机构、跨地域的就医行为以及医疗保险转移成为现实。

3. 满足健康决策的需要

完整的电子健康档案能及时、有效地提供基于个案的各类卫生统计信息,帮助卫生管理者客观地评价居民健康水平、医疗费用负担以及卫生服务工作的质量和效果,为区域卫生规划、卫生政策制定以及突发公共卫生事件的应急指挥提供科学决策依据。

(二)电子健康档案的特点

1. 以人为本

电子健康档案是以人的健康为中心,以全体居民(包括患者和非患者)为对象,以满足居民自身需要和健康管理为重点。

2. 内容完整

电子健康档案的记录贯穿人的生命全过程,内容不仅涉及疾病的诊断治疗过程,而且关注机体、心理、社会因素对健康的影响。其信息主要来源于居民生命过程中,与各类卫生服务机构发生接触后产生的所有卫生服务活动(或干预措施)的客观记录。

3. 重点突出

电子健康档案记录的内容是从日常卫生服务记录中适当抽取的,与居民个人、健康管理和健康决策密切相关的重要信息。详细的卫生服务过程记录仍保留在卫生服务机构中,需要时可通过一定机制进行调阅查询。

4. 动态高效

电子健康档案的建立和更新与卫生服务机构的日常工作紧密融合,通过提升业务应用系统实现在卫生服务过程中健康相关信息的数字化采集、整合和动态更新。

5. 标准统一

电子健康档案的记录内容和数据结构、代码等都严格遵循统一的国家规范与标准。EHR的标准化是对不同来源的信息实现整合、无障碍流动、共享利用和消除信息孤岛的必要保障。

6. 分类指导

在遵循统一的业务规范和信息标准,以及满足国家基本工作要求的基础上,EHR在内容的广度和深度上具有灵活性和可扩展性,支持不同地区卫生服务工作的差异化发展。

二、电子健康档案的基本内容和信息来源

电子健康档案信息量大，来源广且具有时效性。其信息收集应融入医疗卫生机构的日常服务工作中，随时产生、主动推送，一方采集、多方共享，实现日常卫生服务记录与健康档案之间的动态数据交换和共享利用，避免成为"死档"，并减轻基层卫生人员的负担。

(一)电子健康档案的基本内容

电子健康档案的基本内容主要由个人基本信息和主要卫生服务记录两部分组成。

1. 个人基本信息

包括人口学和社会经济学等方面的基础信息以及基本健康信息。其中一些基本信息反映了个人固有特征，贯穿整个生命过程，内容相对稳定，客观性强。

(1)人口学信息：如姓名、性别、出生日期、出生地、国籍、民族、身份证件、文化程度、婚姻状况等。

(2)社会经济学信息：如户籍性质、联系地址、联系方式、职业类别、工作单位等。

(3)亲属信息：如子女数、父母亲姓名等。

(4)社会保障信息：如医疗保险类别、医疗保险号码、残疾证号码等。

(5)基本健康信息：如血型、过敏史、预防接种史、既往疾病史、家族遗传病史、健康危险因素、残疾情况、亲属健康状况等。

(6)建档信息：如建档日期、档案管理机构等。

2. 主要卫生服务记录

电子健康档案与卫生服务记录的内容密切关联。主要卫生服务记录是指从居民个人一生中所发生的重要卫生事件的详细记录中动态抽取的重要信息。按照业务领域划分，与健康档案相关的主要卫生服务记录有：

(1)儿童保健：出生医学证明信息、新生儿疾病筛查信息、儿童健康体检信息、体弱儿童管理信息等。

(2)妇女保健：婚前保健服务信息、妇女病普查信息、计划生育技术服务信息、孕产期保健服务与高危管理信息、产前筛查与诊断信息、出生缺陷监测信息等。

(3)疾病预防：预防接种信息、传染病报告信息、结核病防治信息、艾滋病防治信息、寄生虫病信息、职业病信息、伤害中毒信息、行为危险因素监测信息、死亡医学证明信息等。

(4)疾病管理：高血压、糖尿病、肿瘤、重症精神疾病等病例管理信息，老年人健康管理信息等。

(5)医疗服务:门诊诊疗信息、住院诊疗信息、住院病案首页信息、成人健康体检信息等。

(二)电子健康档案的信息来源

由于人的主要健康和疾病问题一般是在接受相关卫生服务(如预防、保健、医疗、康复等)过程中被发现和被记录,因此健康档案的信息内容主要来源于各类卫生服务记录。主要有三个方面:一是卫生服务过程中的各种服务记录;二是定期或不定期的健康体检记录;三是专题健康或疾病调查记录。卫生服务记录的主要载体是卫生服务记录表单。卫生服务记录表单是卫生管理部门依据国家法律法规、卫生制度和技术规范的要求,用于记录服务对象的有关基本信息、健康信息以及卫生服务操作过程与结果信息的医学技术文档,具有医学效力和法律效力。与电子健康档案内容相关的卫生服务记录表单主要有以下六个部分:

1. 基本信息

个人基本情况登记表。

2. 儿童保健

(1)出生医学登记:出生医学证明。

(2)新生儿疾病筛查:新生儿疾病筛查记录表。

(3)儿童健康体检:0~6岁儿童健康体检记录表。

(4)体弱儿童管理:体弱儿童管理记录表。

3. 妇女保健

(1)婚前保健服务:婚前医学检查表,婚前医学检查证明。

(2)妇女病普查:妇女健康检查表。

(3)计划生育技术服务:计划生育技术服务记录表。

(4)孕产期保健与高危管理:产前检查记录表,分娩记录表,产后访视记录表,产后42天检查记录表,孕产妇高危管理记录表。

(5)产前筛查与诊断:产前筛查与诊断记录表。

(6)出生缺陷监测:医疗机构出生缺陷儿登记卡。

4. 疾病控制

(1)预防接种记录:个人预防接种记录表。

(2)传染病记录:传染病报告卡。

(3)结核病防治:结核患者登记管理记录表。

(4)艾滋病防治:艾滋病防治记录表。

(5)血吸虫病管理:血吸虫病患者管理记录表。

(6)慢性丝虫病管理:慢性丝虫病患者随访记录表。

(7)职业病记录:职业病报告卡、尘肺病报告卡、职业性放射性疾病报告卡。

(8)职业性健康监护:职业健康检查表。

(9)伤害监测记录:伤害监测报告卡。

(10)中毒记录:农药中毒报告卡。

(11)行为危险因素记录:行为危险因素监测记录表。

(12)死亡医学登记:居民死亡医学证明书。

5. 疾病管理

(1)高血压病例管理:高血压患者随访表。

(2)糖尿病病例管理:糖尿病患者随访表。

(3)肿瘤病例管理:肿瘤报告与随访表。

(4)精神分裂症病例管理:精神分裂症患者年检表、随访表。

(5)老年人健康管理:老年人健康管理随访表等。

6. 医疗服务

(1)门诊诊疗记录:门诊病历。

(2)住院诊疗记录:住院病历。

(3)住院病案记录:住院病案首页。

(4)成人健康体检:成人健康检查表。

三、电子健康档案的系统架构

电子健康档案的系统架构是以人的健康为中心,以生命阶段、健康和疾病问题以及卫生服务活动(或干预措施)作为三个维度构建的一个逻辑架构,用于全面、有效、多视角地描述EHR的组成结构以及复杂信息间的内在联系。通过一定的时序性、层次性和逻辑性,将人一生中面临的健康和疾病问题、针对性的卫生服务活动(或干预措施)以及所记录的相关信息有机地关联起来,并对所记录的海量信息进行科学分类和抽象描述,使之系统化、条理化和结构化。

第一维为生命阶段:按照不同生理年龄可将人的整个生命进程划分为若干个连续性的生命阶段,如婴儿期、幼儿期、学龄前期、学龄期、青春期、青年期、中年期和老年期8个生命阶段。也可以根据基层卫生工作实际需要,按服务人群划分为:儿童、青少年、育龄妇女、中年人和老年人。

第二维为健康和疾病问题:每一个人在不同生命阶段所面临的健康和疾病问题不尽相同。确定不同生命阶段的主要健康和疾病问题及其优先领域,是客观反映公民卫生服务需求,从而进行健康管理的重要环节。

第三维为卫生服务活动(或干预措施):针对特定的健康和疾病问题,医疗卫生机构开展一系列预防、医疗、保健、康复、健康教育等卫生服务活动(或干预措施),这些活动反映了居民健康需求的满足程度和卫生服务利用情况。

三维坐标轴上的某一区间连线所圈定的空间域，表示个人在特定的生命阶段,因某种健康或疾病问题而接受相应的卫生服务活动的信息数据集。理论上一份完整的电子健康档案是由人从出生到死亡的整个生命过程中所产生和记录的所有信息数据集构成。

第三节　疾病监测信息系统

疾病监测信息系统是用于实时捕获和分析疾病数据,实现多监测信息系统的无缝连接,监测并评估疾病发展趋势,确定公共卫生突发事件,指导疾病的预防、控制和救治的互操作信息系统。

一、疾病监测概述

监测(surveillance)作为一种连续系统地收集、分析和反馈资料的科研方法,在社会科学与自然科学的多个领域中都有着广泛的应用。监测的概念起源于疾病预防,经过数百年的发展,监测已经成为公共卫生领域中有关病因研究、疾病干预、健康促进以及项目评价的基础方法之一。

疾病监测是指长期、连续、系统地收集疾病的动态分布及其影响因素的资料,经过分析将信息上报和反馈给一切应当知道的人,以便及时采取干预措施并评价其效果。

(一)疾病监测的含义

(1)强调长期地、连续地收集疾病的动态资料,只有这样才能及时发现疾病分布及其影响因素的变化。

(2)疾病的动态分布,不仅指疾病的时间和地域的动态分布,也包括从健康到发病的疾病谱的动态分布。

(3)影响因素,包括与疾病发生有关的自然因素和社会因素。

(4)对收集的资料要做认真核对和分析,对资料经过去粗取精后能归纳出有用的信息,信息的准确性是疾病监测的生命。

(5)要及时上报和反馈信息,使一切应该了解信息的人都能迅速地知道。

(6)还要特别强调疾病监测是手段而不是最终目的,其最终目的是为控制疾病流行而服务。

(二)疾病监测的几个概念

1.被动监测与主动监测

下级单位按照常规上报监测资料,而上级单位被动接受,称为被动监测。根据特殊需要,上级单位专门调查或要求下级单位严格按照规定收集资料,称为主动监测。

2. 常规报告与哨点监测

常规报告是指诸如我国的法定传染病报告系统,要求报告的病种多,报告的范围覆盖全国,而且主要由基层卫生人员来开展工作,漏报率高和监测质量低是不可避免的。采用耗费低、效率好的哨点监测也同样能达到监测的主要目的。

3. 报告病例与实际病例

由于报告病例与实际病例之间,会发生一定数量的漏诊和误诊。在大规模的监测工作中宁可忽视单个患者的准确性也要保证一个统一的、可操作性强的临床诊断标准。用这个标准确诊的病例称为监测病例。

4. 直接指标与间接指标

监测得到的发病数、死亡数以及经过分析后得到的发病率、死亡率等,称为监测的直接指标。有时监测的直接指标不易获得,例如要对每个流行性感冒病例都做出诊断会非常困难,即使仅仅对流行性感冒死亡病例做出诊断,也会因为涉及死因分类等问题而很难区分患者是因流行性感冒还是因肺炎死亡。这时可以用"流行性感冒和肺炎死亡数"作为监测的间接指标,同样可以达到监测流行性感冒疫情的目的。

5. 静态人群与动态人群

监测过程中观察人群如果没有迁出、迁入,或有少量迁出、迁入,称为静态人群。如果有频繁迁出、迁入,则称为动态人群。

(三)疾病监测的目的

(1)定量描述或估计传染病的发病规模、分布特征和传播范围。如法定传染病的常规报告系统。

(2)早期识别疾病的流行和暴发。如麻疹监测等。

(3)了解疾病的长期变动趋势和自然史。

(4)对于已消灭(消除)或正在消灭(消除)的传染病,应判断疾病或病原体的传播是否阻断。如在消灭脊髓灰质炎过程中,开展的急性弛缓性麻痹(AFP)病例监测。

(5)病原学监测。监测病原微生物的类别、毒力、耐药性及其变异。如监测细菌的耐药性,流感病毒的抗原变异,流脑的流行菌群的变迁等。

(6)人群免疫水平监测。通过血清学监测进行人群免疫水平的监测。

(7)相关的危险因子监测。如监测动物宿主和病媒昆虫等的密度、季节消长和病原体携带率等。

(8)评价预防控制策略和措施的效果。如疫苗可预防传染病监测等。

(9)建立和检验传染病流行病学研究假设。

(10)进行传染病流行趋势的预测、预报和预警。

(11)发现新发传染病。如美国疾病预防控制机构在泰国和肯尼亚开展的国际新发传染病监测项目(international emerging infection disease surveillance program, IEIP)等。

(四)疾病监测的种类

1. 传染病监测

世界卫生组织规定的国际监测传染病为流行性感冒、脊髓灰质炎、疟疾、流行性斑疹伤寒和回归热。我国要求报告的传染病分为甲、乙、丙三类,共37种。

2. 慢性非传染病监测

随着疾病谱的改变,疾病监测的范围扩大到非传染病,此类疾病病种很多。国内外目前涉及的非传染病有恶性肿瘤、心脑血管病、糖尿病、职业病、肝硬化、酒精中毒与出生缺陷等。

3. 其他公共卫生监测

包括环境监测、营养监测、婴儿与孕产妇死亡监测、药物不良反应监测和计划生育监测等。为了达到特定的公共卫生目标,可以开展各种内容的监测工作。

二、疾病监测信息类别

(一)以病例为基础的监测信息

以病例为基础的疾病监测(case-based surveillance)分为两类:一类以医院为基础的监测(hospital-based surveillance),监测系统报告和收集的病例是到医疗机构就诊的病例,监测目标主要是以获得长期、连续的疫情信息,描述监测区域内疾病流行的趋势及疾病谱的变化。这种监测方式一般存在明显的病例漏报,特别是轻型病例漏报较多,传染病疫情报告系统即属此类。另一类为有专门机构对特定病例进行管理,在部分地区建立监测哨点的方式对特定病例进行主动监测,监测的目标除描述监测区域内疾病流行的趋势及疾病谱的变化外,更多地需对监测及跟踪对象的诊断状态变更、患者检查和检测、患者治疗情况、病情转归情况等,实施疾病流行全过程的动态监测以及信息管理。监测内容主要包括五类,第一类是对于患者的监测,主要是进行个案调查,个案信息又包括患者一次性调查信息和动态信息。与患者密切接触者的调查如果确诊为患者后,则按照患者监测流程进行管理。第二类是人群监测,即对监测哨点开展的一次性调查后发现的患者,全部进入到患者监测流程中。其他三类为耐药监测、外环境监测、宿主和虫媒监测。这几部分监测信息,主要通过监测的时间、地区或空间维度与患者监测信息相关联,主要用于对监测点监测信息的补充。最终可以从关联地区抽检部分样品进行实验室检测。

(二)社区或人群为基础的监测信息

以社区或人群为基础的监测信息(community-based or population-based surveillance)是指监测系统所收集的信息是以社区为基础的,对监测系统所覆盖的社区内的所有健康事件如出生、死亡以及人群免疫接种信息进行报告和收集。发生疾病暴发或灾害时,往往需要启动社区监测。

1. 出生登记监测资料

婴儿出生后一个月内,由户主、亲属、抚养人或邻居向婴儿常住地户口登记机关申报出生登记。婴儿常住地是指母亲常住户口所在地。申报出生时应持婴儿《出生医学证明》、生母户口簿及居民身份证。非婚生的婴儿、弃婴,由其母或收养人按有关规定向户口登记机关申报出生登记。其中《出生医学证明》是《中华人民共和国母婴保健法》规定的法律证件。

2. 儿童免疫接种管理资料

《中华人民共和国传染病防治法》第十二条规定:国家实行有计划的预防接种制度,国家对儿童实行预防接种证制度。预防接种证是儿童预防接种的记录凭证,每个儿童都应当按照国家规定办理并接受预防接种。儿童家长或者监护人应当及时向医疗保健机构申请办理预防接种证,托幼机构和学校在办理入托、入学手续时应当查验预防接种证,未按规定接种的儿童应当及时安排补种。儿童家长或监护人要妥善保管好接种证并按规定的免疫程序和时间到指定的接种点接受疫苗接种。若儿童未完成规定的预防接种,因故迁移、外出或寄居外地,可凭接种证在迁移后的新居或寄居所在地预防接种门诊或接种点继续完成规定的疫苗接种。当儿童的基础免疫与加强免疫全部完成后,家长应保管好接种证,以备孩子入托、入学、入伍或将来出入境的查验。预防接种是通过不同途径把一些生物制品(如用细菌或其毒素,死的或弱活减毒的病毒,人或动物的血液或组织等制成的制品)接种到人体内,可刺激人体产生相应的免疫力,以达到预防某些传染病的目的。

3. 死亡登记监测资料

死因监测工作是疾病监测系统的重要组成部分。人均期望寿命、婴儿死亡率等指标和死因统计信息是客观反映国家和地区社会经济与文化发展状况不可或缺的科学指标,是制定社会经济和卫生事业的发展政策和发展规划的重要依据。

4. 个人电子健康档案

健康档案是记录居民相关健康和医疗资料的系统化文件。其包括个人和家庭的一般情况记录、健康检查记录、各类保健记录以及部分医疗病历记录,同时也包括了每个人在生物、心理、社会等方面的健康状况和资料,以及每个家庭的经济状况、成员之间等方方面面的相关内容,是在社区卫生服务工作中收集,是记录社区居民健康信息的重要文书。通过建立社区居民电子健康档案,可以掌握社区居民健康的基本状况及卫生服务需求,有针对性地开展健康管理和疾病防治工作。并通过对高血压、糖尿病和恶性肿瘤等慢性病患者系统随访和管理,指导患者通过行为干预和药物治疗对疾病进行控制和预防,帮助患者进行科学的康复以及指导日常生活,从而降低并发症的发生,提高慢性病患者的生活质量以及降低疾病的死亡率。

(三)实验室为基础的监测

实验室为基础的监测信息(laboratory-based surveillance)是指按照一定规范收集和上报传染病实验室检测的数据和资料(如血清学、分子标志物、病原分离或鉴定结果等)。实验室监测是基于各类疾病的实验室检测数据而建立的监测系统,是确保检测数据真实性的基础。现行的疾病监测网络,大多是基于疾病的数据报告系统,单从监测报告,难以判定发病的真正原因。如引起腹泻的病因有病毒、细菌、原虫和食物中毒等各种原因。单细菌性腹泻又由霍乱、痢疾、致病大肠菌、沙门菌等不同种和不同血清型的致病菌引起。唯有借助实验室的检测手段,方能确定其真正病因,为分析疾病的流行态势、及时发现新的病原、制定针对性的防治措施提供科学依据。实验室监测资料,大多具有相同的属性,无论是病原学监测资料,还是危害因素监测资料,均以样品信息为主线,从信息采集、送检、检测、复检和确认等过程产生相关的监测信息。

实验室信息一般包括三个部分,即各级疾病预防控制机构的实验室资源信息,各监测实验室的检测信息和国家网络实验室质量控制信息。其中监测实验室信息需要与各个疾病监测系统的实验室监测部分相关联。同时,对于实验室监测信息中传染病患者的阳性结果要能够与传染病报告系统和相关疾病监测系统进行关联。

特定病例的实验室检测信息按照不同的病种和监测要求,需要不同级别的实验室进行检测或进行结果复合。部分采集的样品可以由本级疾病预防控制机构的实验室检测产生信息,即完成实验室检测过程;另一部分样品也可能需要上一级疾病预防控制机构的实验室复合后产生检测信息才能完成。最终的实验室信息方可用于统计和分析。

1.病原学监测

对各种病原微生物的监测,也包括对导致人群抗体水平、血清学等实验室监测检查结果(布病),不同职业人群感染、发病情况(布病),疾病流行前期健康人群的血清学监测(钩体病)等。①信息统计分析:可以直接根据各级上报的原始监测数据形成汇总分析表。②统计指标:阳性,阴性,血清阳性数(率),抗体滴度等。③可选条件:监测病种,标本采集时间(周、月、季度、年),监测点,统计对象(病例、媒介、主要的动物宿主等),性别,年龄组与职业(仅针对人群监测信息)。④表格输出形式:横向为统计指标,纵向为各监测点。

2. 健康危害因素监测

监测内容主要包括职业卫生,职业病,放射卫生,食品卫生,学校卫生和环境卫生等健康危害因素。监测方法根据各专业的情况,一般选取一定比例有代表性的监测哨点,对监测哨点资料进行主动监测。国家、省、地市级相关专业机构均可对本区域资料进行分析。①监测内容:外环境样品细菌检出率,菌株分离,菌株分析。②统计指标:外环境样品霍乱弧菌阳性数(率),菌株分型。③可选条件:监测病种(主要是霍乱和炭疽),监测时间(周、月、季度、年),监测点,外环境监测样品等。④表格输出形式:横向为统计指标,纵向为各监测点。

(四)事件为基础的监测信息

事件为基础的监测信息(event-based surveillance)是以一宗特定公共卫生事件作为监测信息管理对象,如我国的突发公共卫生事件和救灾防病信息监测系统不是以病例为单位进行报告的,而是以一宗特定公共卫生事件,比如以一起食物中毒或疾病暴发为单位进行报告。

以突发公共卫生事件报告为代表的监测资料,其信息获取渠道有三种:由健康危险因素监测和疾病监测报告的事件只要符合突发预案条件则自动进入突发事件管理;由领导批示或其他部门报告和社会举报的事件需要人为鉴别确认后进入突发事件管理;疫情暴发则直接进入突发事件管理。事件按照初次报告、进程报告和结案报告进行管理,并根据疫情的级别自动预警和发出警报。因此,其信息特征除一部分量化指标外,还存在大量的非结构化量化指标,这部分指标为信息的分析带来了很大的困难,同时也是针对非结构化监测资料分析利用的研究重点。该部分仅针对监测的量化指标进行描述。

1. 初次报告资料

每起事件的初次报告有且只有一个,只收集初次报告必须报告的内容,其他暂时可不报的内容全部归在事件的进程报告中。报告内容包括事件名称,初步判定的事件类别和性质,发生地点,发生时间,发病人数,死亡人数,主要的临床症状,可能原因,已采取的措施,报告单位,报告人员及通信方式等。

2. 进程报告资料

事件的进程报告可能有多个,也可能没有。包括事件的发展与变化,处置进程,事件的诊断或可能因素,势态评估,控制措施等内容。同时,对初次报告的《突发公共卫生事件信息报告卡》进行补充和修正。

3. 结案报告资料

事件结束后的总结报告。每起事件的结案报告有且只有一个,结案报告所有数据由初次报告和进程报告的数据汇总或最终值得来。达到《国家突发公共卫生事件应急预案》分级标准的突发公共卫生事件结束后,由相应级别卫生行政部门组织评估,在确认事件终止后两周内,对事件的发生和处理情况进行总结,分析其原因和影响因素,并提出今后对类似事件的防范和处置建议。

4. 统计变量

应包括公共卫生事件的统计变量。如行政区划、事件分类(含亚类或种)、发生地点的单位类别、发生场所、涉及地域范围、涉及人口数、发病数、死亡数、年龄、性别、职业、民族、发病时间、报告时间、病例分类、检验结果。

5. 生成的统计指标

事件的起数、发病或中毒人数、死亡人数、罹患率、病死率、流行或影响天数、流行因素、检出率、病例分类比例、转归(痊愈、排除)比例。应包括公共卫生事件的统计指标,以及统计指标与历史资料的对比分析。

6. 对变量与指标的组合条件

任意时间(发病时间、报告时间),任意级别行政区划、单位类别,任意事件分类,任意年龄、性别、职业分类。应包括公共卫生事件的变量与指标组合条件。

(五)媒介、宿主为基础的监测信息

媒介、宿主为基础的监测信息,主要以媒介生物作为监测对象。媒介生物是指医学动物以及医学节肢动物(医学昆虫)。它们具有传播、贮存各种传染病源的作用,如传染病中的鼠疫、霍乱、黄热病和监测传染病中的登革热、疟疾、多种病毒性出血热、流行性乙型脑炎等都是由媒介生物传播流行的。当传染病暴发流行时,媒介生物的种群数量和媒介效能亦能迅速上升。

监测资料大多由四部分组成:疫源地调查、动物疫情监测、动物疫情处理和菌株资料。这四部分各不相同但相互联系。其监测可从第一部分开始,并自动转入下一部分;也可从任意一个部分开始,转入下一部分或回复到上一部分。因此,监测资料各部分的概念与实际的疫情监测与控制工作略有不同。以鼠疫为例,实际的鼠疫疫源地调查指未曾发现过鼠疫地区的调查,在调查过程中可能会发现动物间鼠疫,并继续对已经发现的鼠疫进行监测,将监测结果包括在疫源地调查的结果之内;实际的鼠疫监测也可以继续包括对疫源地内的动物和昆虫的调查。为了方便分析,监测资料的疫源地调查只包括疫源地自然情况调查、动物区系与数量调查和动物体表寄生虫调查等部分,一旦进行针对鼠疫的专门调查,即涉及鼠疫监测部分的内容。

媒介、宿主为基础的监测内容包括:宿主动物或媒介的种类、分布、密度(鼠、伊蚊幼虫、成蚊),血清学阳性数(率),感染率或带毒率,免疫接种(狂犬病)携带病原的型别及变异情况,菌种的种类,毒力鉴定(布病),滋生环境(登革热)。

1. 病媒监测

(1)监测对象:蚊类监测、蝇类监测、蜚密度监测、蚤类监测等。

(2)统计指标:不同种类及构成、密度指标、带毒率等。

(3)可选条件:监测病种、监测时间(周、月、季度、年)、监测点、宿主动物或媒介类别。

(4)表格输出形式:横向为统计指标,纵向为各监测点。

2. 宿主监测

(1)自然疫源地:在动物流行过程中,病原体寄生于特定的宿主内,主要通过媒介蚤在宿主和其他动物间传播,不依赖于人类,长期在自然界循环延续,并能酿成人间疾病流行,这种现象称之为自然疫源性。有自然疫源性的地方称为自然疫源地。

(2)动物疫情监测:在疫源地内定期定量地监测动物疫情流行动态,观察宿主动物及媒介昆虫生态,研究动物病原体感染、传播、保存规律及地理分布特征。①主要宿主:能保证病原体在特定的生态系统中长期延续的物种;②疫区:疾病在人群或动物间发生或流行的地区;③疫点:发生人或动物疫情的局部地区;④聚集性:动物疫情在时间、空间或同时在时间与空间上成簇出现;⑤最适环境:最适合宿主动物栖息生存的自然环境;⑥流动监测点:监测范围不小于2 500 hm²,主要开展自死亡动物检菌及血清流行病学监测,并重点掌握主要宿主及媒介昆虫数量,监测时间一般为20天;⑦固定监测点:监测范围为10 000 hm²,对地理生境的变化、宿主动物、媒介昆虫的数量及病原体进行长期系统的观察,掌握动态,研究动物疾病流行及保存规律,每点监测时间为3~5年。

(3)统计指标:不同种类及构成、密度指标、带毒率、阳性率(阳性粉块数/布撒粉块数×100%)、鼠征阳性率(鼠征阳性房间数/抽样检查房间数×100%)。

(4)可选条件:监测病种、监测时间(周、月、季度、年)、监测点、宿主动物或媒介类别。

(5)表格输出形式:横向为统计指标,纵向为监测点。

应该注意的是,不同监测病种统计表的内容不同。例如鼠类监测,其监测目的包括掌握鼠类种群(或某鼠种)的数量及密度和在不同时间的变化动态,掌握鼠类种群的组成(各鼠种的组成)、性别、年龄构成比和怀孕率等,了解鼠类造成的危害程度,客观分析影响鼠类数量和鼠种组成的因素。

三、疾病监测信息管理

旨在通过已知疾病监测信息揭示疾病流行的客观规律,其任务就是要运用流行病学的理论、方法和手段,在对大量的(通常是零散、杂乱无章的)疾病监测信息进行搜集、加工整理与评价的基础上,透过由各种关系交织而成的错综复杂的表面现象,把握其内容本质,从而获取对疾病流行客观规律的认识。因此,疾病监测的信息分析,是在获得的监测所需信息基础上,对信息进行整理、综合、分析及推理,从而发现新的规律或异常的技术过程。

疾病监测的信息管理目的就是对消除不确定性的数据或信息进行分析、比较和判断,得出结论,并帮助或支持决策者做出正确的评价、评估和决策。

疾病监测信息的分析是指以决策者或管理者的特定需求为依托,以定性和定量研究方法为手段,通过对疾病监测信息的收集、整理、鉴别、评价、分析、综合等系列化加工过程,形成新的、增值的信息报告,最终为不同层次的科学决策服务的一项具有科研性质的智能活动。通过信息分析描述疾病的自然史,发现疾病变化的趋势和影响疾病分布的因素,确定疾病流行的薄弱环节;揭示不同地区人口构成,出生和死亡率,婴幼儿及孕产妇的健康指标;描述不同疾病的发病水平和人群图像以及城乡居民的死亡谱;反映重点人群计划免疫状况和血清抗体水平,并对主要预防措施的经济效益和社会效益进行评价。疾病监测信息管理主要包括以下过程。

(一)信息采集

疾病监测的信息资料大致包括以下几个方面:①人口学资料;②疾病发病或死亡资料;③实验室检测资料(如抗体测定、水质检验等);④危险因素调查资料(如吸烟、职业暴露等);⑤干预措施记录(如疫苗发放、食盐加碘等);⑥专题调查报告(如暴发调查、漏报调查等);⑦其他有关资料。信息采集的数据包括个案报告和统计调查表。以国家法定传染病报告为例:

1. 监测目的

依据《中华人民共和国传染病防治法》第二十一条规定,为了掌握急性传染病发生和死亡的动态,据以进行流行病学分析和制定防疫措施的参考。

2. 统计范畴

对于甲类和乙类传染病,要在全国范围统计地区内全部居民(军人除外)的急性传染病发生和死亡人数;对丙类传染病要求在丙类传染病监测区统计地区内全部居民(军人除外)的急性传染病发生和死亡人数,或医院监测点的就诊发病的死亡人数。各地区全部居民包括城乡居民,机关、团体、学校、铁路、交通、民航、厂矿、农场、林场等企事业单位的工作人员,及居民区居住的军人家属和在军事部门工作的非军事人员。

3. 报告单位

各级各类医疗机构,疾病预防控制机构和采供血机构均为责任报告单位;其执行职务的人员,乡村医生和个体开业医生均为责任疫情报告人。

4. 报告时限

责任报告单位和责任疫情报告人发现甲类传染病和乙类传染病中的肺炭疽、传染性非典型肺炎、脊髓灰质炎、人感染高致病性禽流感的患者或疑似患者时,应于2小时内以最快的方式向当地县级疾病预防控制机构报告。发现其他传染病和不明原因疾病暴发时,也应及时报告。同时,实行网络直报的责任疫情报告单位将传染病报告卡通过网络报告;尚未实行网络直报的责任报告单位须于2小时内寄送出传染病报告卡。对其他乙、丙类传染病患者、疑似患者和规定报告的传染病病原携带者在诊断后,实行网络直报的责任疫情报告单位应于24小时内进行网络报告;尚未实行网络直报的责任报告单位应于24小时内寄送出传染病报告卡。县级疾病预防控制机构收到无网络直报条件责任报告单位寄送的传染病报告卡后,应于2小时内通过网络直报。其他符合突发公共卫生事件报告标准的传染病暴发疫情,应按《突发公共卫生事件信息报告管理规范》要求报告。

5. 指标解释

①"发病"是指初次确诊的病例数;"死亡"是指死亡数;分别按疾病发生和死亡的日期填写。甲、乙类传染病按患病时的现住址填报;丙类传染病要填报在监测区、点内部就诊的新发病数和死亡数。②一个人同时患两种以上传染病,发病统计应按其所患传染病种分别填报,死亡统计只记录一种主要的死因。

6. 填写《中华人民共和国传染病报告卡》

(二)统计分析

统计分析是把原始资料加工成有价值信息的过程,主要包括以下步骤:①将收集到的原始资料认真核对、整理;②利用统计学技术把各种数据转变为有关的指标;③解释这些指标究竟说明了什么问题。各级疾病预防控制机构应及时对辖区的疫情数据进行分析,为提出防治决策和调整工作重点提供参考依据。

1. 疫情分析

对当日疫情和累计疫情进行分析,包括报告病例数、收治病例数、死亡病例数和病例转归情况、治愈出院情况,以及发病率、死亡率和病死率等。

2. 流行病学分布

①人群分布特征:年龄、职业、性别分布、流动人口和重点职业发病特点等;②时间分布特征:发病时间、就诊时间、报告时间和住院时间分布等;③地区分布特征:不同地区分布、城乡分布与聚集性分析等。

3. 专题分析

①疫情报告系统及时性分析:时间间隔频数分析,如发病日期到诊断日期、发病日期至报告日期、发病日期至住院日期、诊断日期到报告日期等;②病例接触史、传染源及传播链分析;③疫情波及地区情况分析。

（三）信息反馈

信息的反馈分为纵向和横向两个方向。纵向包括向上反馈给卫生行政部门及其领导,向下反馈给下级监测机构及其工作人员。横向包括反馈给有关的医疗卫生机构及其专家,以及社区及其居民。反馈时应视对象不同而提供相应的信息。监测或分析结果应及时形成报告,报送同级政府的卫生行政部门和上级疾病预防控制机构,并及时向下级疾病预防控制机构反馈。

（四）预测预警

预警系统是指对监测数据(传染病个案、传染源、接触者、活动范围、居民健康档案等),历年传染病、流行病发病情况及社会经济、人口、环境、气候等可能影响因素的数据进行整合、分析和判断,建立诊断和预测模型,对易造成疾病暴发、流行或重大危害的分布状态及危险因素进行早期报告。

（五）信息发布

监测获得的信息可以用来了解疾病分布特征、预测流行、评价干预效果、确定主要卫生问题等,为制定预防控制疾病的策略和措施提供依据。

(1)卫生部根据传染病疫情或公共卫生事件的情况,及时向国务院有关部门和各省、自治区、直辖市卫生行政部门以及军队卫生主管部门通报。

(2)传染病疫情或公共卫生事件发生地的省、自治区、直辖市卫生行政部门,及时向相邻的省、自治区、直辖市卫生行政部门通报。接到通报的省、自治区、直辖市卫生行政部门,必要时将及时通知本辖区的医疗卫生机构,做好预防控制工作。

(3)卫生部及时、如实向社会公布疫情;省、自治区、直辖市卫生行政部门及时、如实公布本行政区域的疫情。

（六）监测组织和监测系统

根据疾病预防控制工作的需要,为了达到特定目标而对某种疾病或某个公共卫生问题开展有组织、有计划的监测时,就形成了一个监测系统。监测系统可以分为三类:①以人群为基础的监测系统;②以实验室为基础的监测系统;③以医院为基础的监测系统。

四、疾病监测信息系统

（一）传染病网络报告信息系统

1. 业务数据以法定传染病报告为主

报告内容包括:责任报告单位,地区名称及编码和人口、社会、经济学资料,自然地理资料,传染病个案资料以及传染病漏查调查资料。同时,采集数据还包括个案调查表和专项调查表。根据实施情况分为常规监测报告,不明原因疾病监测报告,防灾疫情监测报告和突发疫情监测报告。从时间上可分为历史数据和当前报告。

2. 功能框架

业务功能大致分为传染病报告卡直报,传染病报告卡核查,传染病报告卡统计,传染病报告卡定制查询,以及传染病报告卡转院处理五个主要功能。

(1)传染病报告卡直报:是整个传染病疫情报告系统的核心业务。具体体现为:①传染病报告卡录入,主要提供传染病报告原始信息的实时采集录入功能;②传染病报告卡审核,主要提供各级疾病预防控制机构对上报的传染病报告卡原始信息进行审核的功能;③传染病报告卡订正,主要提供对审核后的传染病报告卡关键信息进行修改的功能;④传染病报告卡驳回,主要提供对没有通过审核的原始传染病报告卡进行退卡处理的功能;⑤传染病报告卡维护,主要提供对没有审核的原始传染病报告卡进行修改或删除的功能;⑥传染病报告卡查重,主要提供对辖区内传染病报告卡重卡的查询或删除功能。

(2)传染病报告卡核查:主要是为了提高传染病报告卡的报告质量对各级责任填报机构进行监督来开展的。具体体现为:①传染病报告卡漏报登记,主要提供对传染病漏报情况进行登记的功能;②传染病报告卡迟报登记,主要提供对传染病迟报情况进行登记的功能;③传染病报告卡漏报登记维护,主要提供对已经登记的传染病漏报记录进行修改或删除的功能;④传染病报告卡迟报登记维护,主要提供对已经登记的传染病迟报记录进行修改或删除的功能。

(3)传染病报告卡统计:主要是为了各级疾病预防控制机构及卫生行政机构能够及时、准确地了解到疫情发展的情况并辅助其能够快速做出决策。主要体现为各种报表,以及报表数据的不同展现形式,如用饼图、柱状图、GIS等。具体体现为:①传染病典型三间分布统计;②传染病发病率、死亡率、病死率统计;③传染病个案一览统计;④传染病漏报率统计;⑤传染病迟报率统计。

(4)传染病报告卡定制查询:主要体现了"实时查询"的原则,使用户能够对当前的数据进行快速查询及打印。具体体现为:①传染病个案查询,主要提供对传染病个案的快速查询功能;②传染病漏报查询,主要提供对传染病漏报登记信息的快速查询功能;③传染病迟报查询,主要提供对传染病迟报登记信息的快速查询功能;④传染病应用流水查询,主要提供对应用流水的查询功能。

(5)传染病报告卡转诊:主要完成了患者因治疗需转诊时个案信息的共享。解决了患者在转诊后新的医院重新录入此患者个案信息的问题,同时避免了因转诊而带来的重卡率上升的问题。具体体现为:①传染病个案转出,主要提供患者在转诊时,将患者的资料及时转出共享的功能;②传染病个案转入,主要提供患者在转入医院时,可将转出医院共享的个案信息调入转入医院的辖区数据内的功能。

以上五个业务的结合基本体现了传染病网络报告系统的核心业务功能。

3. 信息采集过程

责任报告人填写传染病报告卡,交责任报告单位的疫情管理员,核实确认后直报传染病报告系统,县(区)级疾控中心及时对辖区内上报的报告卡进行审核,对有问题的报告卡向责任报告单位质询和调查。报告数据经由"传染病报告系统"分发给各级卫生行政部门和疾病控制机构。其主要功能有:

(1)填报:在线填报,录入时根据专业情况进行数据逻辑校验,判别是否有错项、漏项。

(2)审核:由属地县(区)级疾病预防控制机构对辖区医疗机构报告的传染病信息进行信息核实的过程。

(3)订正:对已报告数据更正和保留原始录入记录的功能。原始报告和订正报告信息分开管理。

(4)补报:对发现漏报的传染病病例,进行信息补报。

(5)查重:以县(区)为单位,对所报告信息进行重复报告信息筛查,并提供不同的查重方式和查出重卡的详细列表。

(6)漏报调查:定期开展对医疗机构的传染病漏报检查,减少漏报率。

(7)自定义报告:能够自动生成个案调查表和专项调查表,并将报告结果归到相应疾病部分。

(8)数据导入:对历史数据(原有的国家统一个案数据和报表数据)和其他专有系统数据导入,包括人口、社会、经济、自然、地理、环境等数据导入。

(9)数据导出:将监测数据从系统中导出为Excel、Access、FoxPro等其他文件格式的过程。

4. 信息分析

(1)访问:各级按权限分享数据,跨区域、跨级别调用数据须经审批同意后方可获得。

(2)查询:传染病疫情数据查询,人口数据查询,漏报调查数据查询和社会经济自然地理环境数据查询,包括基本查询和自定义统计查询。

(3)统计:系统提供多种类型的疾病报告分析报表功能,可以为各级卫生行政部门和卫生防疫机构在疾病报告防治决策中提供有效的信息服务;通常实现常用统计报表(人口资料统计表,卫统表,传染病个案报告卡一览表,描述三间发布常用统计图表、常用比较分析图表)和自定义统计报表。

(4)疫情简报:生成符合用户要求的疾病报告分析简报。

5. 预警

依据历史和现在传染病的发病资料,以及传染病的类型,用国际通用的统计方法,如控制图和比数图法,对即将出现的发病趋势进行分析,根据趋势的方向及可能的强度进行分级警示。

6. 主要统计分析指标

发病率=某年某病新发生病例数/该年平均人口数×100 000/10万；

死亡率=该年内死于某病人数/该年平均人口数×100 000/10万；

病死率=某病死亡数/某病发病数×100%；

罹患率=观察期间新病例数/同期暴露人口数×100%；

患病率=某时期内某病现症病例数/某时期内暴露人口数×100 000/10万；

漏报率=漏报传染病例数/(已报传染病例数+漏报传染病例数-重报例数)×100%；

就诊率=某病就诊人数/某病同期发病总人数×100%；

漏诊率=某病漏诊人数/某病同期发病总人数×100%；

发病上升百分比=本期发病人数/上年(或去年同期)发病人数×100%-100%；

发病下降百分比=100%-本期发病人数/上年(或去年同期)发病人数×100%；

某病当年漏报数=某病当年发病数×漏报率；

某病漏诊数=(某病当年发病数+当年漏报数)×漏诊率；

某病校正发病率=(当年病例数+漏报数+漏诊数)/当年平均人口数×100 000/10万；

新生儿发病率=当年新生儿发病例数/当年1岁组人口数/12×1 000‰。

7. 系统的关联关系

传染病与专病之间的业务关系密不可分。常规疾病监测中报告的传染病报告卡一部分是非专病管理传染病，只进行常规疫情监测管理；另一部分是专病管理传染病，要进行个案管理，同时由专病主动调查发现并管理的患者，也要相应填写传染病报告卡。这就保证常规疾病监测数据与专病管理数据在同一年中是一致的。

(二)突发公共卫生事件报告与管理信息系统

1. 业务描述

突发公共卫生事件(以下简称突发事件)是指突然发生，造成或者可能造成社会公众健康严重损害的重大传染病疫情、群体性不明原因疾病、重大食物和职业中毒以及其他严重影响公众健康的事件。

2. 业务数据

(1)初始报告：主要完成突发事件的初始报告，可对重大传染病疫情，不明原因引起的群体性疾病，有毒有害因素污染造成的群体中毒、职业中毒，生物、化学、核辐射事件，其他严重影响公众健康的事件进行初次汇报的管理。

(2)进程报告：初始报告完成后，进入进程报告。在进程报告中主要对突发事件发生过程中的事件情况进行跟踪，并反馈事件变化的信息。跟踪事件的信息包括个案信息、检验结果信息、流行病学分析等。

(3)结案报告：结案报告记录事件的最后结果，包括所属个案和检测报告情况，并且记录到历史事件库供处理类似事件时参考。

3. 流程说明

突发公共卫生事件的信息报告，通常有三种方式可以触发突发公共卫生事件的处理。某些传染病个案累积到满足一定条件的情况下，如某一地区在某个特定的时期内报告的某种疾病个案达到一定的数量，系统自动产生警示事件信息，并提示给该地区的疾病预防控制机构人员进行核实。如发现确实属于突发事件，则形成初次报告并输入系统。公共卫生监测人员输入一个公共卫生事件后，系统根据该事件的要素判断是否要按照突发公共卫生事件处理，提醒疾病预防控制机构人员进行核实，形成初次报告并输入系统。当基层疾病预防控制机构人员接报后，经过核实确认，形成初次报告并输入系统。

初次报告根据事件类别输入事件要素，并且输入检验结果，还可以输入附件如图片、胸片等作为判断依据。初次报告作为一个重大事件启动的标志，可以手工或自动给事件赋予一个警报级别(包含一般、黄色、橙色、红色等)。系统按照警报级别和事件影响范围，发送警报信息给相关单位和人员。

初次报告完成后，进入进程报告阶段，本阶段的任务包括：输入事件的变动信息；调整个案信息，或者输入新的个案，或者将已经输入的个案归并到事件中；输入新的监测报告信息；分析事件的趋势等。

事件结束后完成结案报告，结案报告记录事件最后结果，包括所属个案和检测报告情况，并且记录到历史事件数据库，以提供处理类似事件时参考。

第四节 卫生监督信息系统

卫生监督信息系统是国家卫生监督体系建设的重要内容之一。其目标是要在建设覆盖全国卫生监督信息网络平台的基础上，建立健全卫生监督信息标准体系，完善卫生监督信息系统业务应用软件，共享卫生监督数据和信息资源，实现卫生监督工作实时、动态和科学管理，规范卫生监督执法行为，提高卫生监督工作效率。

一、卫生监督

卫生监督(surveillance of hygiene)是政府卫生行政部门依据卫生法律法规的授权，对公民、法人和其他组织贯彻执行卫生法律法规的情况进行督促检查，对违反法律规定以及危害人体健康的行为追究法律责任的一种卫生行政执法行为。卫生监督的基本任务是保障市场经济和各种社会活动中的正常卫生秩序，预防和控制疾病的发生与流行,保护公民的健康权益。卫生监督机构的主要职责是:依法监督管理食品、化妆品、消毒产品、生活饮用水及涉及饮用水卫生安全的产品;依法监督管理公共场所、职业、放射、学校卫生等工作;依法监督传染病防治工作;依法监督医疗机构和采供血机构及其执业人员的执业活动,整顿和规范医疗服务市场;打击非法行医和非法采供血行为;承担法律法规规定的其他职责。

二、卫生监督信息系统

卫生监督信息系统是应用计算机信息、网络通信等技术,将卫生监督执法信息进行采集、处理、分析,并可以在计算机上处理包括非现场执法部分在内的所有监督执法数据,所形成的信息系统。系统最终目标是实现卫生执法监督工作信息政务公开,卫生监督信息的即时统计分析,卫生法律法规、卫生标准和卫生执法结果的即时查询,卫生监督执法的现场办公,卫生监督执法的绩效考评以及发生突发公共卫生事件时现场的可视化指挥。

三、卫生监督信息系统构成

卫生监督信息系统框架如图9-1所示。

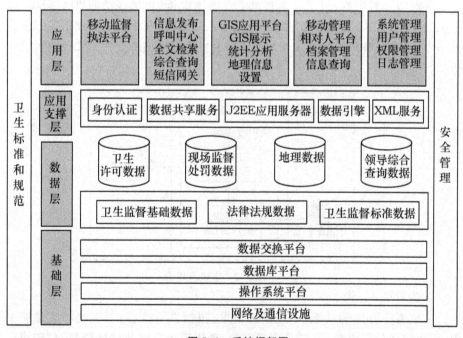

图 9-1 系统框架图

系统开发的指导思想:①卫生法律法规、卫生标准和卫生规范;②卫生部关于印发《卫生监督信息系统建设指导性意见》;③系统开发符合信息安全等其他相关法律法规的要求;④系统使用安全可靠。

1. 基础层

卫生监督信息系统技术支撑包括:网络和通信设施,操作系统平台,数据库平台,数据交换平台等。

2. 数据层

系统运行当中应用到以下几方面的数据:卫生行政许可的数据,现场监督检查和行政处罚的数据,地理数据,领导综合查询数据、卫生法律法规数据、卫生标准数据等。

3. 应用支撑层

系统界面采用的技术包括:身份确认(设定权限),数据共享服务,数据引进和XML服务等。

4. 应用层

系统提供的服务界面包括:卫生监督执法系统平台,GIS应用平台,卫生监督信息发布平台;管理相对人的信息平台和系统管理平台等。

四、卫生监督信息系统工作流程

系统的主要流程是:卫生监督员通过终端设备(包括移动的PDA、终端电脑)将卫生监督执法的工作信息(数据)直接录入到系统,在系统中自动生成卫生监督数据库,卫生监督员通过终端查询和调用卫生监督执法的资料。系统流程如图9-2所示。

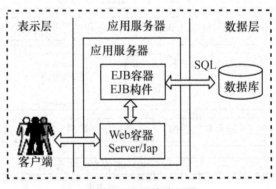

图9-2 系统流程图

1. 表示层

主要有三方面的功能:一是录入信息,包括许可资料、卫生现场监督检查资料、卫生行政处罚资料等;二是现场办公,调用卫生监督执法的资料,打印执法文书等;三是指挥作战和绩效考核。当发生突发公共卫生事件时,突发事件指挥人员通过系统平台,指挥有关的卫生监督员、疾病控制人员到达指定地点开展卫生监督执法、现场控制和疾病预防控制工作。另外通过GPS定位,对相关单位和个人到达现场和现场工作情况进行绩效考评。

2. 应用服务器工作层

主要的功能是信息交换。首先是用户端的卫生监督执法信息和数据库的交换平台;其次是许可、卫生监督信息与门户网站信息的交换平台;第三是指挥中心与用户端的信息互换平台。

3. 数据库层

主要是存贮各项卫生监督执法的数据,包括自动统计和生成各种卫生监督执法的数据。

五、卫生监督信息系统的功能

卫生监督执法信息系统主要包括:卫生监督信息交换平台,卫生行政许可信息子系统、现场卫生监督执法子系统、移动卫生执法系统、统计查询系统和系统管理子系统等。系统涵盖食品卫生、公共场所、生活饮用水、化妆品、消毒产品、涉水产品、职业卫生、学校卫生、传染病与消毒、医疗机构、血液管理、放射卫生、母婴保健和人类生殖等13个卫生监督专业领域。目前有的子系统已经开发应用,有的正在开发建设之中。

(一)卫生行政许可审批子系统

包括卫生许可证申领、复核、换发、变更、注销,建设项目卫生审核和验收管理,完成登记申请到打印发放整个流程,具有证照、文书、审批表、档案、记录表的打印及通知功能。申报资料由窗口人员录入,允许申报单位网上直接填报。可通过网站、短信息和语音实时通知、公布与查询信息,包括办理情况。

(二)卫生监督检查子系统

完成预防性卫生监督、经常性卫生监督、事故性卫生监督、简易行政处罚、投诉举报以及重大活动卫生保障等处理。系统既支持在监督现场用移动设备完成资料输入和文书打印,又支持在完成监督工作后回到办公室输入资料。系统会根据被监督单位的行业和许可内容,调出相应的模板,监督员只需稍作填写和修正即可自动生成各种文书和报卡。

(三)行政处罚子系统

提供卫生行政处罚登记受理到结案多种流程的各个步骤,允许用户进行自由组合。系统基于XML技术,建立根据卫生部颁布的标准文书制作的格式化文书输出打印平台。具有文书元素自动建立,多份文书通用的元素自动套用功能。内嵌规范化的案件专家系统,对文书各种元素以提示、警告、禁止提交下一步等方式监测不规范操作,提高案件处罚质量。还建立了重大案件管理上报平台和案件质量自动评价系统,并可实现全省联动处理。

(四)管理相对人业务子系统

管理相对人的资料是所有卫生监督工作的基础,工作人员在日常工作中,会产生、改变、调阅和利用这些资料。根据监督工作的现状,管理相对人的资料包括基本资料、专业资料和日常工作所产生的资料三种类型,日常工作所产生的资料主要是指行政许可或备案、监督、行政处罚等工作产生的各种文书和信息。另外,管理相对人的资料会随时间的变化而改变,工作人员根据需要可调阅到某个时间的资料。

(五)查询统计子系统

各种常规查询统计功能散布在各子系统中。如按单位名称、许可类、单位地址进行快速查询;查询被监督单位的基本资料、监督检查、行政处罚等工作过程的历史记录;查询等待自己完成的工作;系统允许自定义查询条件和内容,并打印结果报表;根据国家卫生监督报告工作的要求,将监督信息卡的信息采集分解融合到各个工作环节中后,自动生成了相关的信息汇总表;完成本监督所特别需要的报表;设计维护并生成新格式的统计报表。

(六)系统管理子系统

包括系统维护、用户管理、系统设置、流程管理、流程操作日志等功能,如表维护可以对许可项目、职工表、权限表、案由、违反条款、处罚依据条款、会议内容模板等进行设置。

(七)标准化代码管理平台

为了保证数据在全省共享,在全省使用统一的代码体系,包括代码的建立、更新、停用、分发、申请等,所有系统使用单位自动同步。

(八)办公自动化子系统

具有常规办公自动化系统的全部功能,嵌套在卫生监督业务系统内,在同一个主界面,方便操作,为卫生监督机构的日常办公提供方便、快捷的信息管理平台。

思考题

1. 公共卫生的三大核心功能是什么?
2. 何谓电子健康档案?电子健康档案的作用是什么?
3. 疾病监测的含义是什么?
4. 疾病监测有哪些信息类别?
5. 卫生监督机构的主要职责是什么?
6. 阐述卫生监督信息系统的系统构成。

第十章　社区卫生信息系统

第一节　社区卫生服务与社区卫生信息

一、社区

自从人类出现,社区就开始形成,并在远古的氏族社会形成雏形。德国社会学家滕尼斯(F. Tonnies)于1881年率先提出社区概念:社区是以家庭为基础的共同体,是血缘共同体和地缘共同体的结合。我国著名的社会学家费孝通则定义为:社区是若干社会群体(家庭、氏族)或社会组织(机关、团体)聚集在某一地域里所形成的一个生活上相互关联的大集体。现代对社区(community)的概念是由一定数量的人群组成的,有共同地理环境、共同文化背景的生活方式、共同利益与需求的区域共同体。所以,社区并不等同于行政区域的划分。

根据上述概念,现代社会学认为社区有5个要素:人口,地域,生活服务设施,特有文化背景和生活方式的认同,一定的生活制度和管理机构。社区的基本单位是家庭。世界卫生组织(WHO)对社区解释是一个有代表性的社区,人口是10~30万,面积在0.5~5万平方千米。

二、社区医学

社区医疗(primary care),美国也称之为"初级保健",美国医学会(Institute of Medicine)对社区医疗的定义是:为病人提供整合的便利医疗保健服务,医生的职责是满足绝大部分个人的医疗需求,与病人保持长久的关系,在家庭和社会背景下工作。

社区医学则是确认和解决有关社区居民健康问题的一门科学,是宏观公共医学。它的主要目的和方法是:首先通过流行病学与医学统计学方法对社区调查,确定社区居民的健康问题,即"社区诊断"。其次进一步拟定出社区健康计划,即"社区处方"。第三,动用社区资源,解决居民的健康问题。最后对实施结果进行评估。周而复始,以达到在社区内预防疾病、维护健康的目的。社区医学的特点是将居民中的个体普遍健康需求提高到群体的高度,并与他们生活的家庭、社区背景联系起来进行认识、分析和处理。

社区医疗是伴随社区的形成、发展而建立起来的。早在工业革命初期,大批的人群聚集到矿山、工厂附近,形成了社区。由于生产、生活条件的恶劣,粉尘、废气、污水、垃圾、拥挤等因素导致了各种传染病和职业病的发生,对广大居民健康造成了严重危害。相继有瑞士医生帕拉斯尔萨斯对矿山"水银病"的研究,1840年法国医生路易斯等对纱厂工人卫生条件的研究,1847年鲁道夫等对席勒斯安的斑疹伤寒流行的研究……总结出社区环境和社会因素对居民健康的影响,这是对单个居民治疗不能解决的问题。20世纪初,公共卫生概念进入社区,强调不同社区有不同医疗保健需求,到60年代命名为社区医疗。

三、社区卫生服务

社区卫生服务(community health service)是社区建设的重要组成部分,是在政府领导、社区参与、上级卫生机构的指导下,以基层卫生机构为主体,全科医师为骨干,合理使用社区资源和适宜技术,以人的健康为中心、家庭为单位、社区为范围、需要为导向,以妇女、儿童、老年人、慢性病患者、残疾人等为重点,以解决社区主要卫生问题,满足基本卫生服务需求为目的,融预防、医疗、保健、康复、健康教育、计划生育技术服务六位为一体的,有效、经济、方便、综合、连续的基层卫生服务。

关于社区卫生服务的内容及特点见表10-1。

表 10-1　社区卫生服务内涵

项目	内涵
服务目的	满足社区居民基本卫生需求、维护健康
服务范围	一个社区
服务单位	家庭
服务对象	全体居民
提供服务机构	基层卫生机构(社区医院、保健站)
提供服务主体	全科医生
主要服务内容	预防、医疗、保健、康复、健康教育、计划生育——六位一体

社区服务不同于城市大医院的医疗服务,后者以医院为服务机构,不限地区范围,向所有病人提供急危重病和疑难杂病的诊疗,并结合临床开展医学教育和科研工作。但社区卫生机构与大医院之间又是通过双向转诊而密切联系的。

四、社区卫生信息

社区卫生信息(community health information)是指与卫生工作直接相关联的

各种社区经济信息、科学技术信息、文化教育信息以及居民身心健康状况信息等。更具体地说,社区卫生信息是指国家为了保护和促进社区居民身心健康,有效地提高居民素质,而收集、传输、处理、存储、分配和利用开发的各种信息,主要包括卫生服务活动信息、卫生资源的配置和利用信息、健康教育与预防疾病信息、影响健康的各种因素、疾病诊断、治疗和处置信息等。

社区卫生信息主要包括居民个人健康档案、家庭健康档案、社区健康档案、情报资料管理、药品管理、收费划价管理、基本医疗管理以及社区卫生服务统计等。

五、社区卫生信息的特点

(一)个体属性

社区卫生服务对象是每个居民,因此它绝大多数的信息都来自社区每一个居民或附属于每一居民个体上,例如某一儿童预防接种了哪种疫苗,某一老人的血糖指标是多少……因此个体属性是社区卫生信息的一个特点。

(二)连续属性

每个人的健康档案开始于他的出生,记录了他的最初信息(身高、体重等);甚至开始于更早的胚胎时期,如胎儿心音、胎儿B超、羊水脱落细胞遗传性疾病筛查等,健康档案伴随其一生直到临终。

健康档案是个人生命长河中全部健康数据的总和,儿童保健、孕妇保健只是生命长河中的不同时段,而其中预防接种、疾病诊断、治疗手术等具体数据则是生命长河中的每一水滴。根据连续属性特点,健康档案将以时间为序。

(三)群体属性

社区卫生信息是在一定范围(一个社区)内产生的,它具有共同的自然环境、社会人文环境、社区资源条件的背景及影响因素。这些社区基础信息的共性,会产生带有群体属性的卫生信息,例如邻近矿山的社区矽肺发病率高。

(四)共享性

社区医疗是"第一线"医疗,是一种初级、基础的医疗。对于重症、危急、疑难病人将转入专科医院或大型医院。例如冠心病稳定性心绞痛病人可以在社区就诊、取药,当演变为急性心肌梗死就必须转诊到大型医院心脏专科抢救,好转后再转回社区医院进行康复治疗和长期随访。因此全科医生与专科医生将共同治疗同一病人,共享同一个病人诊断、检查、治疗、转归信息,才能达到一个持续、完整、有效的治疗。这就是"共享医疗"(shared care)的概念。

共享性的另一个方面是社区卫生信息将沿着各种纵向管理的部门逐级上传,这些部门包括各级儿童保健所、计划生育指导委员会与疾病控制中心等,来自不同社区的信息将分门别类地被这些卫生管理部门汇总统计、分析判断,并提供给地方或国家决策。

六、社区卫生服务的信息化需求

社区卫生服务的信息化需求表现在以下几个方面。

(一)共享医疗的需求

为了让全科医生和专科医生能协同治疗一个病人,必须实行双向转诊,让病人的健康与疾病信息长期地、持续地、频繁地在不同医院和医生之间传输、利用、处理;还需要全体医生共同遵守一些原则和协议,实行规范化的医疗行为,并建立相互之间的信任和协作。这一切就必须依靠计算机、网络等信息化技术才能实现。例如我国一些社区医院通过网络和信息系统,能够与中心医院互相转诊,并实现"同城检验报告互相认证"。

(二)质量控制的需求

社区医疗机构的设备和条件较差,医护人员技术水平有限,要提高医疗保健质量,必须通过信息网络,借助于中心医院、专科医院先进的医疗技术和精湛的医疗水平,进行网上转诊、网上会诊和咨询、心电遥控监测指导等操作,以提高医疗质量。

(三)经济管理的需求

在我国,社区卫生服务投入少、收益低是其可持续发展的主要问题之一,因此通过信息化的经济管理,寻找潜在市场和经济回报是关键。例如社区医院引入城镇职工医疗保险、降低收费标准、实行成本结算等,这样可以增加社区服务的收入、降低成本、吸引大批患者、增加卫生服务项目,以利于可持续发展。

(四)健康档案与电子病历的需求

病历是患者疾病信息的载体,健康档案是居民健康信息的载体,要为全体居民建立和管理如此庞大的医疗健康文档,只有应用计算机信息技术。这些电子病历和电子健康档案不仅有利于社区卫生服务,还促使医疗信息在不同医院和医生间交换和共享,减少重复检查,节约并合理应用地域卫生资源。

(五)科研和决策支持的需求

社区居民医疗保健数据的结构化为科学研究提供了大样本的、长时期的准确信息,为循证医学提供了良好平台,这些数据的统计分析结果不仅有益于医学研究,还是政府和地方行政部门制定卫生法规和条例的依据。

第二节　社区卫生信息系统概述

社区卫生信息系统(community health information system,CHIS)是指以计算机、网络技术、医学和公共卫生学知识为基础,以居民为中心,对社区卫生信息进行采集、加工、存储与共享,实现健康服务和基础医疗服务,并提供决策支持的管理系统。它对于提高社区卫生服务机构的服务效率,改善服务质量,控制服务成本,提高工作效率,实施有效管理有十分重要的作用。

一、社区卫生信息系统的发展简史

20世纪80年代,在欧美发达国家,因个人电脑价格低、体积小、功能多而逐渐走入医生办公室和社区医院,主要用于挂号、登记、计费等事务和财务管理。在一些国家,向上级提供统计学报告也是社区医疗的一项任务。社区医疗卫生要提供数据给几个卫生统计部门以深入了解全局性医疗卫生状况,如病人出院(诊断)信息、新生儿及流产数据、传染性疾病与肿瘤的发病率等。国家卫生统计中心则保存病人身份证号码、实验室检查的类型、外科手术和康复过程、X线检查以及使用药物的情况。

除统计部门外,早期社区医疗系统不收集关于医疗保健问题的信息。20世纪80年代,社区医疗系统引进了第一个电子病历(CPR)系统,CPR的数据不仅改善了统计质量,而且使信息系统可以用于病人的疾病防治、协议的实施、电子数据交换以支持共享医疗和决策支持系统,如药物开方和慢性病的治疗。CPR首先被社区医疗系统所采用,并且主要是在全科医生起着调度作用和充当第二级医疗"把关人"的国家。因此,在这些国家的全科医生掌握并调度着病人的信息流。

我国社区卫生信息化管理自20世纪90年代后期起步。开始多为单一功能的社区服务应用软件,如苏州、九江等地为儿童免疫接种、精神病管理研制的软件。1998年发布了《中共中央、国务院关于卫生改革与发展的决定》,促进了社区医疗信息化发展。90年代末海南、江苏等地出现了综合性的社区卫生信息系统,例如"南京市社区卫生信息系统",该系统的应用以及相关论文在伦敦"第十届世界医药信息学大会"上交流,标志着中国社区卫生信息化管理开始与国际接轨。

21世纪初以来CHIS已推广应用到我国大中型城市,北京、上海、天津、广州、深圳等地涌现了一大批功能齐全、技术先进并有效运行的社区卫生信息系统。

二、社区卫生信息系统的建设目标

(1)以居民为中心,以家庭为单位、以社区为范围,融医疗、预防、保健、康复、健康教育、计划生育技术指导及卫生监督为一体,实施长久、有效、经济、便捷的社区卫生服务,实现"人人享有健康保健"。

(2)以经济活动为轴线,通过自动划价、出具明细账等方法,支持城镇职工社会医疗保险和公费医疗的严格经费管理,支持社区医疗机构的成本核算及经济督查与管理。

(3)以行政管理为基础,通过对社区医疗机构的人员、物质、财务等信息化管理,促进社区医院的现代化督查与管理。

(4)通过对社区卫生信息资源进行统计处理和智能分析,对整个社区居民的健康水平做出评估,向政府及卫生行政部门提供决策支持依据,提高全体居民的健康水平。

三、社区卫生信息系统的结构

社区卫生信息系统的结构大致可分为两个分系统和四个外部接口。

第一个分系统是社区卫生综合管理分系统,它包括对社区卫生背景(街道、居民组、家庭、人口等)、社区卫生资源(医院、社区保健站、医务人员、医疗设备等)、社区卫生信息的综合统计分析等的管理功能。第二个分系统是社区卫生服务管理分系统,它包括上面论述的"六位一体"六个子系统,这是CHIS最本质的管理系统。图10-1为社区卫生信息系统结构模型。

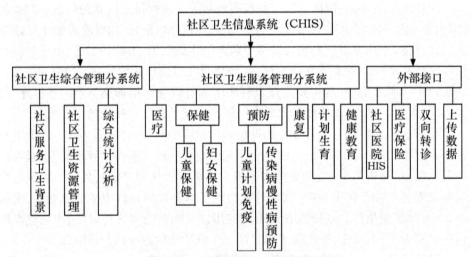

图 10-1 社区卫生信息系统结构模型

外部接口包括:①与社区医院HIS的接口。因为社区卫生信息系统的"落脚点"是社区医院,它所有的功能是由社区医院的医务工作者完成,它的医疗服务大部分在社区医院实现,两者有必然联系,有的HIS甚至就将社区医院HIS包括其中。②医疗保险接口。③双向转诊接口。④上传数据接口。上传数据接口是社区医院根据国家和地方要求，向各级卫生主管部门上传信息的接口，其接收部门有市、区、县的卫生局、妇幼保健所、计划生育指导委员会、疾病控制中心以及卫生监督所等。

四、社区卫生信息系统的组成与功能

根据社区卫生信息系统的结构,我们进一步分析它的组成和功能。CHIS的组成可以概括为:一个核心(居民健康档案),两个分系统(社区卫生综合管理、社区卫生服务管理),六个重点(医疗、保健、预防、康复、健康教育、计划生育)。

(一)居民健康档案

1. 概念

居民健康档案是关于社区每个居民个体一生的健康和疾病的连续、完整的记录。它是以居民个人健康为核心,贯穿整个生命过程,涵盖各种健康相关因素,覆盖各种卫生专业机构,满足居民自身需要和健康管理的健康记录。

2. 内容

居民健康档案的内容大致分为四部分。

(1)个人基本信息:①人口信息,包括姓名、性别、出生年月、婚姻、民族、学历、宗教、经济状况等;②健康行为信息,包括吸烟、饮酒、饮食习惯、运动、心理特点、就医行为等。

(2)健康问题信息:疾病诊断,亚健康症状,甚至是未能合理解释的社会、心理、行为方面的问题。

(3)身体健康检查信息:个人每年的体检信息、孕产妇记录、儿童健康记录、儿童计划免疫记录等。

(4)家庭健康档案:是针对社区每一家庭健康状况的记录。包括:①家庭基本信息;②家庭健康评估信息(家庭结构、成员相互关系、生活习惯等);③家庭主要健康问题信息,特别是家族性遗传性疾病。家庭健康档案是个人健康档案在家庭这个横断面上的体现,是个人档案的补充和完善,两者共同构成居民健康档案。

3. 建立与维护

社区医护人员通过人口调查为每一居民建立终生健康档案,结合门诊、出诊、家访、家庭病床、体检等记录信息,维护、完善健康档案。

(二)社区综合管理分系统

这是一个与医院信息管理系统(HIS)的经济管理与综合管理相似的分系统,但规模较小,而且内容较简单。我们需要强调的是它的统计分析功能,不仅包含了对社区医院内部信息的统计,还承担了来自各个卫生主管部门要求的信息统计,例如对常见慢性病或肿瘤的发病率、患病率、死亡率等的统计。

(三)社区卫生服务管理分系统

社区卫生服务分系统又包括六个重点子系统：医疗、保健、预防、康复、健康教育与计划生育。

1. 社区医疗管理子系统

社区医疗管理子系统是为社区医院和保健站的医疗服务而设计的信息管理子系统，主要任务是进行社区医疗事务管理、社区医疗经费管理和社区医疗质量管理。社区医疗管理子系统的组成(功能模块)如图10-2所示。

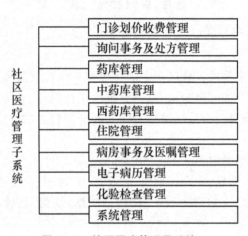

图 10-2　社区医疗管理子系统

我国社区医疗的任务是为了方便社区居民，在已掌握居民基本健康状况和需求的基础上，针对常见病、多发病和已明确诊断的疾病，提供便捷、有效、价格适宜的一般性治疗；对急、重、危症病人提供就地救护和及时转诊。因此，社区医疗是指患者转诊到中心或专科医院以前的一般性治疗，也是患者长期的、连续的基本治疗。

2. 社区保健管理子系统

根据图10-1可再分为"儿童保健"和"妇女保健"两级子系统，每个子系统又包含若干模块，每一模块具有许多功能。我们将以儿童保健为代表，予以说明。

(1)儿童保健：根据我国2006年发布的《妇幼保健信息系统基本功能规范》，可划分如图10-3所示的功能模块。

儿童保健子系统是以儿童个体为对象，以儿童健康信息为核心，进行信息化管理，包括：①儿童基本信息采集、录入，建立"儿童保健档案"，并支持查询、统计；②儿童体检或治疗信息的录入，并可根据相关信息对儿童发育做出评价；③对社区儿童各方面信息进行综合统计分析。

(2)妇女保健：根据我国2006年发布的《妇幼保健信息系统基本功能规范》，妇女保健子系统可划分为图10-4所示的功能模块所示。妇女保健子系统是以妇女个体为对象,对妇女各个阶段的健康、疾病、怀孕、生产等信息的处理。流程与儿童的相似,但内容更广泛,如对孕产妇早期信息的录入,建立"孕妇保健卡"等。

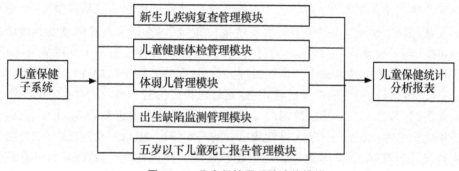

图 10-3　儿童保健子系统功能模块

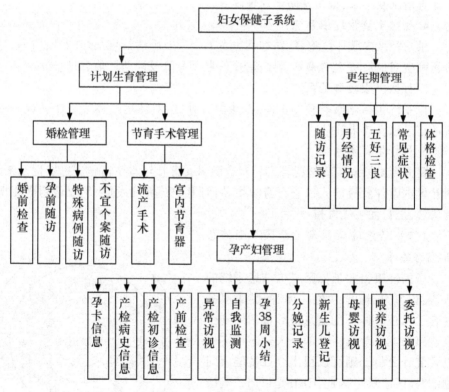

图 10-4　妇女保健子系统

3. 社区预防管理子系统

(1)儿童计划免疫:我国儿童自出生3日内接种"卡介苗",至6岁左右将要进行几十种疫苗的接种,如乙肝、脊髓灰质炎疫苗等。这是一个庞大而细致的信息系统,包括:①可从儿童保健信息模块调用、转录儿童基本信息,建立免疫接种记录;②根据每个儿童的出生日期,以及各种疫苗接种规律和间隔时间,系统可以自动产生个性化的"全程免疫计划表",此表以图形化的方式,为儿童在哪个时间段接种哪一种疫苗作了科学的安排;③根据儿童的接种计划和实际接种情况,自动提示儿童"漏种"情况,并打印下一次疫苗接种通知单;④记录儿童的预约接种情况并可按卡号、负责医生、预约时间进行查询;⑤统计每种疫苗每个月的应种人数、实种人数、累计应种人数以及累计实种人数,从而估算每个星期各种疫苗的用量。

(2)传染病、慢性病的预防管理:这是针对指定的若干种传染病(如肺结核)和慢性病(如高血压),对社区范围内患病个体以及易感人群进行管理,主要包括:①为慢性病患者登记建卡,录入慢性病患者的基本情况,记录每次随访结果,并可作综合统计与查询;②及时为传染病患者登记建卡,记录诊断、治疗情况,并立即上报卫生主管部门,进行综合统计与查询;③登记社区居民易感人群慢性病与传染病普查情况及结果,记录预防治疗情况。

4. 社区康复管理子系统

录入社区内肢体残疾者、精神病患者的个人及患病信息,建立专项档案,记录全科医生对他们每次的康复指导、治疗信息以及阶段性的评估意见。

5. 社区健康教育子系统

该系统包括健康教育知识库,健康教育处方,对特定个体或群体进行健康教育的记录以及效果评估。

6. 计划生育子系统

建立育龄妇女疾病情况档案;对育龄男女青壮年避孕措施进行登记及统计;对社区内常住及流动人口进行避孕指导;对避孕药具的发放、领取做到全面规范化管理;进行优生优育指导。

(四) 居民健康档案与社区卫生信息系统的关系

居民健康档案是社区卫生信息系统的核心,由它延伸出"六位一体"的健康服务内容,"六位一体"的信息最后都归结到个人健康档案。对社区全部个人健康档案信息的统计分析,则可以得出全社区健康问题的"社区诊断"。因此,CHIS是以居民健康档案为核心的社区卫生服务信息系统。它们之间的关系见图10-5。

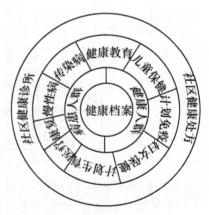

图 10-5　以居民健康档案为核心的社区
卫生管理系统

五、社区卫生信息系统的主要作用

(一)加强社区医疗中的规范化管理

社区医疗服务机构要想给病人提供高效率的医疗服务,就必须建立规范化的管理制度,而规范化的管理必须借助计算机化的管理信息系统,这样才能得到较好的经济效益和社会效益。一方面,社区医疗服务机构的管理者可通过社区卫生信息系统及时了解社区医疗卫生服务的情况,及时调整服务方式和手段,以适应社区医疗服务的变化;另一方面,通过社区卫生信息系统可将传统管理方式下不能或难以实现的工作开展起来,如社区医生的在线可视化咨询、远程监护和诊断等,从医疗管理和医疗服务两方面提高社区医疗服务水平。

(二)提高医护病人的水平和质量

完善的社区卫生信息系统应该具有电子病历功能,这样就可以在控制药物处方、执行医疗协议和运行决策支持系统、病人数据传输、实施如危险因素跟踪和免疫接种等群体保健方面获得计算机系统的支持,这些功能将改善医疗卫生质量和在国家层次上减少医疗保健的费用。

(三)提高社区医疗中的科研水平

具有电子病历功能的社区卫生信息系统能准确高效地处理系统中的病人数据,能迅速地以时间、病种等多种类别为科研人员提供病人的历史资料,并能提供各种形式的统计分析,从而大大节省了科研人员在科研中搜集、分类、统计分析病人资料所花费的时间,大大提高了科研的水平和质量。

(四)提高医疗资源共享程度

如果每个社区都建成了完善的社区卫生信息系统,并通过网络将社区间的卫生信息系统互联,就能彻底改变过去社区医疗中的大多数全科医生独自工作而以各自的方式保存自己病人数据的状况,社区与社区、社区与大型医院之间医疗信息共享程度低的状况将彻底改观。社区与社区、社区与卫生管理部门、社区与大型医院之间如能实现医疗信息的全面共享,医疗服务水平、效率将大大提高。

(五)进一步提高医疗信息的规范化程度

社区卫生信息系统由于采用结构化数据库记录数据,并通过数据字典等将医疗用语高度标准化,简化了分类和数据编码,从而减少了由于理解不同而引起的误差,提高了信息的规范化程度。

(六)能有效地控制医疗服务质量

由于社区卫生信息系统全面地将社区卫生服务过程中的所有信息都以数据

库记录的形式记录下来,因此,所有历史记录都能非常方便地获取,从而可以对任何时间、任何病人、任何医生的相关数据进行比较分析,能客观地评价每个医生的医疗质量并与总体平均质量进行比较,容易追踪质量差距。

第三节　社区卫生信息系统的技术支持

一、社区卫生信息系统技术支持的重要性

(1)CHIS是一个复杂的综合性管理系统,包含信息面广量大,且长期持续,因此要求信息系统的技术必须成熟、稳定。

(2)社区医院是基层医疗单位,按国家规范只配备1~3名专职或兼职的信息管理员或电脑操作员,不具备专业IT技术人员和经验。

(3)社区经费有限,不可能投入较多的资金用于信息化的软、硬件建设,因此要求有高性价比的软、硬件投入,有可靠的远程网络技术维护。

二、社区卫生信息系统的技术支持

(一)体系结构

CHIS基于Intranet/Internet的体系结构,采用Client/Server(C/S)和Browser/Server(B/S)相结合的结构模式。对于社区内部的档案管理、各个子系统的数据录入以及内部查询维护等处理,采用C/S模式。C/S使共享数据的管理功能集中在内部服务器上,易于实现数据的交互性、安全性、一致性和并发控制,同时减少了系统的网络开销。对于社区医院外部各个卫生主管部门(包含距离较远的保健站)采用B/S模式,以利于信息的传输、发布和外部查询。

(二)硬件配置

网络硬件配置以经济、实用、高效为原则。数据库及应用服务器采用高性能PC服务器,要求双机热备份。存储设备(如磁盘阵列)根据数据估算设计存储量,并有离线长期存储措施。配置经济适用的交换机、路由器、防火墙、网络防病毒监控。

(三)数据库设计与数据存储

可以采用集中式或分散式的数据存储方式。分散式将数据存储在本地社区中心医院,由于社区IT技术能力限制,对数据库管理、数据传输、交换会产生困难。集中式中央数据库模型将社区居民档案和各种卫生服务信息存储在一个中央数据

服务器上。对于格式化数据存储,按对应数据类型输入;对于非格式化数据,采用数据库系统和文件系统相结合的方式存储。数据存储还包括电子卡存储管理。数据库应选择支持SQL语言标准的大型或中型数据库。

(四)应用软件

考虑社区卫生机构不具备软件开发和维护的人员和技术,CHIS作为应用软件必须具备下述优势:①软件功能齐全,成熟度好。②具有通用性、灵活性与可扩展性,以利于不同社区根据自身特点进行取舍、拼装。③用户界面友好,操作简单易行,适用于社区普通人员的操作水平。④具有良好的接口兼容性,数据接口应遵循通用规范,也可采用HL7标准传输协议。⑤价格适中,具有高性价比。

由此可见,尽管CHIS是一个规模并不大的软件,却反而需要技术实力强、具有高级软件成熟度的厂商进行研制开发。

思考题

1. 社区卫生服务的概念是什么?其内涵包括哪些内容?
2. 社区卫生信息的特点是什么?
3. 社区卫生信息系统六位一体的管理子系统包括哪些部分?
4. 社区卫生信息系统的主要作用有哪些?

第十一章 医疗保险信息系统

第一节 医疗保险

一、医疗保险的定义

从医疗保险的范围大小来看,医疗保险可分为广义的医疗保险和狭义的医疗保险。国际上常说的医疗保险指的是健康保险(health insurance),其所包含的内容比医疗保险广。国外发达国家健康保险是一种广义的医疗保险,它包括补偿由于疾病给人们带来的直接经济损失(医疗费用)和间接经济损失(如误工工资),对分娩、残疾、死亡也给予经济补偿,以支持疾病预防、健康维护等。

狭义的医疗保险(medical insurance)是指医疗费用保险。当然,广义的概念和狭义的概念之间并无严格界限,只是保险范围和程度不同。因此,有时医疗保险也被认为是健康保险。

我国的职工医疗保障制度称为医疗保险,主要用于补偿由疾病给人们带来的医疗费用等直接经济损失,而由疾病引起的误工等费用则由其他补偿制度补偿。

医疗保险可定义为以社会保险形式建立的,为公民提供因病所需医疗费用资助的一种保险制度。具体地说,这一保险是通过国家立法,强制性地由国家、单位、个人集资建立医疗保险基金,当个人因病获得必需的医疗服务时,由社会医疗保险机构提供医疗费用补偿的一种社会保障制度。

二、我国医疗保险的性质

(一)医疗保险的福利性

福利性是我国医疗保险制度的本质属性。我国是一个社会主义国家,人民当家做主的政治制度、生产资料公有制为主体的经济制度、社会化的生产力以及在生产力提高的基础上不断满足人民群众物质文化生活需要的社会主义生产目的,决定了我国医疗保险必然具有的福利性质。

医疗保险的福利性,是指国家、社会和企事业单位对劳动者因伤病所需的医疗费用提供的帮助和照顾。它具体表现在:

(1)医疗保险制度为广大劳动者提供医疗保险,是劳动者享有的基本权利,也体现了政府和社会的责任。

(2)医疗保险不能以盈利为目的。其宗旨是全心全意为保障劳动者健康服务,是"取之于民、用之于民"。

(3)医疗保险费用由个人、单位和政府三方合理负担。对劳动者个人来说,不与劳动状况、社会贡献等挂钩,个人虽负担部分费用,但不与投保金额挂钩,不强调等价交换,因而医疗保险具有照顾帮助的性质。

(4)医疗保险基金实行专款专用的分配使用原则。该原则决定了医疗保险基金的结余资金不得挪作他用,必须积累下来,应付未来更大的疾病风险。

(5)医疗保险的福利性是指国家、社会对劳动者伤病医疗费用的照顾和帮助,不能理解为一切由国家、社会负担。

我国现在处于社会主义初级阶段,由于受到社会经济发展水平等客观条件的限制,医疗保险的福利性还存在某些局限。但是,随着我国国民经济和社会的发展,医疗保险制度的逐步完善,其福利性将日益充分显现,这正是社会主义制度优越性之所在。

(二)医疗保险的经济性质

经济性质是我国医疗保险制度的一个基本属性。保险作为一种意外损失经济补偿方法,它既是一种社会制度,又是一种分配制度,必然具有其经济性质。在我国现阶段,社会主义市场经济体制决定了医疗保险的经济性质。其主要表现在:

(1)从整个社会再生产看,医疗保险的实施,可使劳动者恢复劳动能力,从而直接参加劳动力的再生产过程,起到保护和增强劳动能力的重要作用,成为整个社会再生产的一个重要组成部分。

(2)实行医疗保险,保护劳动力,提高劳动者素质,不仅可以为社会减少大量经济损失,而且可以为社会创造出更多的财富,促进经济与社会的发展。

(3)实行医疗保险,实现劳动者患病后就医的机会均等,作为按劳分配原则的补充,体现"效率优先、兼顾公平"的原则,合理地调节社会分配关系。

(4)加强医疗保险基金管理,努力提高效益。在医疗保险费用的使用上,必须保证用于劳动者的医疗治病需要,不得移作他用,即使有所结余,也应用于保障、增进劳动者健康方面。

(三)医疗保险的公益性质

公益性是医疗保险不同于其他保险的一种属性。医疗保险的公益性主要表现在医疗保险制度的实施直接关系到整个社会。医疗保险的实行,不仅使患病的劳动者本人尽快恢复健康,而且还有助于减少疾病流行,有利于社会生产发展,从而使整个社会全体成员共同受益。因此,谁受益谁出钱,费用理应由国家、企事业单位和个人三方面合理分担。

(四)医疗保险的其他性质

除上述各点以外,医疗保险还具有普遍性、强制性、补偿性、互济性、储蓄性等属性,这些都是属于社会保险各险种共有的属性,这里就不详加分析了。

三、医疗保险的基本特征

保险是一种对各种风险所造成的损失进行经济补偿的制度。由于疾病风险自身的特殊性,因此,为抵御疾病风险而实施的医疗保险与其他保险有所区别,具有如下主要特征:

(1)实行医疗保险是当劳动者患病后对其医疗费用提供帮助,使之尽快恢复身体健康。对劳动者来讲,医疗费用的开支属于"劳动能力的生产费用或再生产费用",因此,它的支付形式和发放原则有别于其他社会保险。首先,医疗保险费用,必须确定保证用于劳动者的治疗,不能移作他用。只有患病、生育和受伤的劳动者才可享受医疗保险。其次,医疗保险的保障标准只能依患者病情而定,不能受其经济地位、工资待遇不同的限制和影响,保证劳动者患病后就医机会均等。

(2)由于疾病风险具有较大的不可避免性、随机性和不可预知性。人人都可能生病,还可能生大病,而又不可能知道何时生病、生何种病,因此,必须实行强制保险。依照法律规定,凡是应该投保的人,不分男女老幼,必须参加医疗保险,以有效分担疾病风险,从而提高全社会的医疗保障能力。

(3)疾病风险常与其他风险紧密相连,相互交织。一般疾病、工伤、职业病、意外事故等,均能危害人体健康,甚至造成伤残,导致劳动能力的丧失或暂时丧失,不能获得劳动报酬,影响家庭生活。患病或伤残的劳动者既需要得到医疗上的物资帮助,以迅速恢复健康,与此同时因伤病造成的经济损失也需要得到补偿,以维持或保障其生活。医疗保险为劳动者提供医疗保障,而其他社会保险,如工伤、残病、生育等保险则提供基本生活保障。就医疗保险待遇而言,一般疾病患者和因工负伤者应有区别。

(4)财产物资的损失可用金钱计算,其损失可以采用定额补偿办法,而健康不能用金钱计算,人们患病时每个人实际享用的医疗费用无法事先确定,因此医疗保险一般依伤病的实际情况确定补偿金额,而不能采取定额补偿办法。其他保险如健康保险则可事先约定金额。

值得注意的是,由于医疗保险是按病情进行经济补偿,患者(特别是重病患者)急切治疗以求康复的心理,易使他们提出过高的医疗要求;同时,医疗服务必须由医院及医务人员直接提供或在其指导下进行,否则,容易造成医疗服务的过度消费,致使医疗费用上涨。如何加强管理控制医疗费用,是当今世界各国医疗保险制度面临的突出问题。

(5)由于疾病风险具有群体性、社会性的特征,卫生防疫、卫生监测、健康检查等项必须在全社会范围内开展,亦须纳入医疗保险中,其费用一般由社会免费提供,全体社会成员基本上都能均等享受。

正确认识医疗保险的特征,对于医疗保险制度的建立、运作、评价、改革和不断完善,有着重要意义。

第二节　医疗保险信息化建设

一、医疗保险对卫生领域信息化建设的作用

当我们回顾发达国家在医疗服务领域内计算机信息化发展的历史时,必然会发现社会医疗保险的巨大作用。当对这个问题深刻理解以后,才能明白什么是推动医疗卫生信息化的原动力。

以美国为例,20世纪60年代到80年代,伴随经济的快速发展,医疗保健费用也进入高速增长期,在这20年的时间里,国家医疗健康的花费从大约270亿美元增长到接近2 500亿美元,从占国民生产总值(GDP)的5.1%提高到8.9%。随着社会医疗保险覆盖面的迅速扩大,医疗保险费用也高速增长,因此由医疗保险机构为患者向医院支付的医疗费用成为医院的主要收入。

计算机信息化可以保证医院对医疗保险的所有开支、账单及账户都进行自动化处理,这种自动化不仅比手工准确、及时,能在收费窗口瞬间完成一系列复杂的保险偿还计算,还节省人力成本,这就促使了医院必须进行信息化建设。因此医疗保险成了医院信息化建设的驱动因素。

自20世纪80年代中期起,由于人口老龄化,疾病谱改变,高新医药技术涌现,以及医疗保险按服务项目收费的模式,使医疗成本不断增长。过高的付费服务(包括可疑的价值服务)又进一步刺激了医院去吸引更多的医师去使用大型设备与昂贵药物来治疗更多的患者。从1980年到1990年,美国医疗保健支出从261亿增长到754亿,也就是说在10年间,每年以11.2%的速度增长。另一方面美国同期经济增长速度减慢,美国GDP在1980年到1990年间大约是以每年7.5%的速度增长。

为了遏制增长过快的医疗开支,美国政府的社会医疗保险政策作了很大变化。在1983年的社会保险修正案中,国会为医疗保险的住院病例制定了预付款系统(the prospectire payment system,PPS),即按统一的国家规定,每个案例支付给

医院固定的偿付金额，而这个偿付标准是以468个诊断相关组（diagnosis-related groups, DRG）为基础，并协调了区域内各个医院的医疗费用水平而制定的。这样就成功地减缓了住院病人服务费的增长。

在新的政策导向下，医院必须作相应的调整。例如，过去医院可以通过给病人做一个螺旋CT检查来增加收入，但新政策下如果该患者的DRG中不包括螺旋CT，医院必须自己承担费用；如果超出了偿付标准，就要由医院承担风险。因此医院需要收集和利用更多的医疗信息，需要更注重患者的医疗质量和医疗成本。

于是医院就必须改造原有收费系统，形成一个新的医院信息管理系统和决策支持系统，这个系统不仅能完成对社会医疗保险的经费核算，而且可以根据每一患者的患病信息自动归入正确的诊断相关组（DRG），并按照DRG方案提出合理的治疗建议，对不适当的措施予以警示。而院长也可以从医院信息系统中适时地了解每一病人的经费盈亏情况，了解每一位医务人员的医疗活动是否规范。

应该说，原来按传统的服务项目收费的信息系统是非尖端的，而按照新的政策创立的保险费用结算系统必须对患者医疗质量和医疗成本负责任，必须建立在临床信息系统支持的基础上，而记录了患者全面医疗信息的电子病历成为至关重要的基础。因此，这是一个尖端的系统，必须借助更多的计算机技术，必须对临床信息进行全面的智能化管理。这是一个新的挑战，对医院乃至医疗卫生领域的信息化起了积极推动作用。

我国医院的信息化建设自20世纪70年代起步，一直进展比较缓慢。究其原因，医院未见到它的直接经济效益是最主要的。许多医院认为建设一个医院信息化系统要耗资数百万，而其功能手工操作也能完成，不如购置一台大型医疗设备更具经济效益。自1998年国务院颁布建立城镇职工医疗保险制度的决定以后，医院意识到不进行信息化建设就无法进行职工医疗保险结算，就丧失了这一主要经济收入，于是"忽如一夜春风来，千树万树梨花开"，从综合性大医院到社区医院，纷纷把计算机搬进科室，将网络引进医院，人员进行上岗培训，医院信息系统遍地开花。

同样，在信息化非常落后的乡镇农村，由于新农村合作医疗制度的推行，信息化建设也就迅速地走进了每一个乡镇卫生院。

医疗保险信息化还推动了医疗卫生行业的信息管理。由于医疗保险信息系统与医院信息系统之间的整合，卫生管理部门开始尝试通过网络来监管医院的新模式，各地也实施了如单病种费用管理、收支两条线、药品统一采购配送等多项改革措施。

基本医疗保险采取属地化管理，当参保人跨属地流动或定居，或因疾病的诊疗需要异地转诊就医时，参保人的相关信息和就医信息就无法及时传递，定期报销和手工结算的方式既不方便，也给医疗保险的管理留下隐患。所以，建立参保人员电子健康档案,可以使医生通过医院联网来共享病人的医疗信息和检查结果,并使开展能够进行异地结算的医疗保险信息系统成为发展趋势,它将促进医疗保险信息化向更广、更深、更便民的方向前进。

因此,医疗保险对医院乃至医疗卫生领域的信息化发展起到里程碑式的推动作用。美国的Sara与J. Singer等著名的医学信息专家在《医学信息学》一书中为医疗保险一章列了这样一个深刻的标题《卫生保健和信息技术:共同成长》。

二、医疗保险的信息及特点

(一)医疗保险的主要信息

(1)参保人员信息:人员基本信息,年度参保信息,社会保障卡信息。

(2)定点医院和药店信息:定点医院的名称、级别、地点。

(3)补偿政策和算法信息:社会保障卡(含个人医保账户)信息、药品目录库、医疗服务项目库、支付比例、各种支付总额限制、各种补偿影响因素下的支付计算算法。

(4)医疗费用和结算信息:参保人的就医诊疗信息、费用明细。

(5)基金信息:基金筹集标准、筹集信息、分配信息、支付信息。

(6)统计分析信息:各种统计报表。

(二)信息特点

1. 医学属性

社会医疗保险是为被保险者向医疗服务机构支付基本医疗服务费用的保险种类。它的服务对象是患者,服务内容是医疗,那么它必然包含了大量的医学信息。

2. 地域性

各类基本医疗保险是以区县或城市为统筹单位,不同地域因地制宜,依据国家医保政策作适当调整,所以地域性强,各地区信息不完全一致。

3. 海量性

由于基本医疗保险制度带有一定的强制性,区域内的所有单位职工和居民必须参加,农村合作医疗虽然是自愿参加,但也要求基本覆盖。所以信息面广量大,对一个数百万人口的地区来说,信息是海量的。

4. 长期性

由于参保人的医保信息需长期保留,要覆盖参保人的一生,所以其信息具有长期性的特点。

5. 易变性

由于医疗保险的政策性极强,国家和地方政府会不断制定、补充与完善相关的政策,例如基金筹集比例、用药范围、支付比例等。参保人也因生活和工作的变化等各种因素导致相关信息发生变化,所以信息变动频繁。

6. 广泛性

医疗保险面向一个区域的全社会范围,不仅包括区域内被保险方(所有单位、职工、居民、农民),而且涉及医疗服务方(所有定点医院、定点药房)、保险方(医保中心、合管办)和政府,所以它的外部联系极其广泛,必须有绝对安全可靠的现代化信息网络来支撑。

7. 适时性

由于被保险方到医院就诊行为都是实时的,并关系到病人生命安危,所有信息处理必须瞬时完成,所以对信息化管理的要求极高。

8.共享性

由于系统的数据将在保险方、被保险方、医疗服务提供方以及政府不同的管理部门和业务部门内传输和利用,所以数据要完全保持一致,并实现多方面、多部门的数据共享。目前将逐步实现全国联网异地就医结算,使人们享受就近、便捷的医保服务。

第三节　医疗保险信息系统

医疗保险信息系统是指利用计算机网络通信技术对医疗保险信息进行采集、传输、存储与处理,从而为医疗保险提供全面的自动化管理的信息系统。

一、医疗保险信息系统的主要功能

医疗保险信息系统不仅能进行一般的事物处理,代替管理人员的繁杂劳动,而且能为管理人员提供辅助决策方案,为决策科学化提供应用技术和基本工具。建立医疗保险信息系统以处理日益增多的信息,目的是为了提高管理效率、管理水平和经济效益。因此,医疗保险信息系统一般应具有以下功能。

(一)数据处理功能

如同其他信息系统一样,需要把各种形式的原始数据进行分类、整理和保存,以供查询及进行各种统计和汇总,及时提供如报表一类具有统一格式的信息。

(二)预测功能

运用现代数学方法、统计方法或模拟方法,根据历史的数据,预测未来的情况。

（三）计划功能

合理地制订和安排每个职工部门的计划，按照不同的管理层次，提供满足不同要求的报告，以便及时决策。

（四）决策优化功能

利用各种数学模型，及时导出各种最优解、次优解或满意解，辅助各级管理层进行决策，从而合理利用人、财、物和信息资源，为医疗保险的顺利进行提供依据。

（五）控制功能

对每个工作岗位和整体计划的执行情况进行监测和检查，比较计划与执行情况的差异，分析偏差原因，采用各种方法加以纠正，以期达到预期的目标。

二、医疗保险信息系统的设计原则

（一）核心原则

随着我国医疗保险制度的进一步完善，参保人员逐渐增多，医疗保险信息系统将是一个涉及成千上万参保人员的大型信息系统。在设计时，首要考虑的是系统的稳定性和可靠性，系统必须以支持24小时不间断运行为前提。

在医疗保险信息系统的运行过程中，与之相连接的有众多的医院、药店、政府等相关信息系统，系统的运行负荷相当大，因此，在系统处于运行高峰时应能提供快速、高性能的响应。

医疗保险信息系统的设计往往不是一蹴而就的，随着业务的扩展，往往需要添加新的功能到现行的系统中来，因此，系统应能提供良好的可扩展性。

（二）优良的性能

医疗保险信息系统是一个联机事务处理系统（online transaction processing system，OLTP），而衡量联机事务处理系统的一个重要性能指标就是对联机事务的实时响应时间（response time）。医疗保险信息系统由于覆盖整个城市，参保人群基数大，交易数量庞大，因此，对联机事务的实时响应要求较高，在系统设计时必须考虑系统响应的及时性特点和对响应速度的要求，采用性能符合的机型。

（三）可靠性、可服务性和连续可用性

医疗保险信息系统承担着全区域所有医保信息的存储、管理及处理，由于牵涉面广，一旦出现故障，后果不堪设想。因此，要求医疗保险信息系统必须建立在一个具有极高的稳定性和可靠性的系统平台上，要求系统具有良好的可靠性、可用性和可服务性。

系统的可靠性（reliability）是指机器本身的可靠和稳定性能。在系统设计时，最好选用公认的性能稳定、质量可靠,而且具有双电源、双风扇设计、处理器和内存块的"封装"(book)技术等能提高系统可靠性的有效手段的设备。

系统的可服务性(service ability)是指当系统出现可靠性问题时能提供方便的手段使问题可以很快得到修复,重新恢复系统的可靠性。常见的有磁盘的可热插拔技术(hot-pluggable)、系统的远程诊断(remote diagnosis)技术等。

系统的连续可用性(avail ability)是指整个系统在某一部件出现可靠性问题时仍能正常使用。常见的解决办法有群集系统解决方案(HACMP)、磁盘的镜像(mirror)方式、磁盘阵列中盘片重组的方式等,这些都能在一定程度上提高系统的连续可用性。

(四)可扩展性

系统的可扩展性是指在系统的业务量不断增加时,系统仍能满足客户的需求,或系统只需作很小的改动就能适应系统对新业务扩展的要求。

系统的可扩展性包括硬件支撑平台的可扩展性和应用系统平台提供的相应接口的可扩充性。

(五)完善的安全性

除了软硬件系统的可靠性、可服务性及可用性外,对来自系统之外的攻击防范能力也相当重要。当然,安全防护措施与性能往往是一对不能兼顾的矛盾,在取舍时要充分考虑哪些部分是需要受到重点保护,哪些部分是可以降低安全性标准的。

三、医疗保险信息系统的基本结构

医疗保险信息系统至少应由档案管理、费用管理、财务管理、账户管理、医疗卡管理、综合报表、系统维护以及政策参数管理等模块组成。

(一)档案管理

包括参保单位的档案管理,参保人员的档案管理,定点医疗机构管理与信息查询等。对参保单位的管理内容包括参保单位的基本信息,财务账户信息及参保单位的分立、合并、破产、兼并、重组等信息的变更处理等。对参保人员的管理内容包括参保人员的信息采集、录入与变更管理,如参保人员的医疗保险编号,姓名,性别,出生日期,身份证号,参保类型(在职、退休等),是否享受公务员待遇,缴费类型(财拨、非财拨等),缴费工资基数,定点医疗机构,以及参保人员在退休、调入、调出、死亡、解雇、停保时的信息变更等。对定点医疗机构的管理内容包括定点医疗机构的编码,名称,等级,所属市县,医院或药店标志,以及联网与非联网状态等信息。对信息查询的管理内容包括参保单位、参保人员和定点医疗机构的有关基本信息查询,各种分类明细或汇总信息报表的查询及参保单位、参保人员和定点医疗机构信息变动汇总信息的查询等。

(二)费用管理

对由定点医疗机构上传的医疗费用信息进行审核,包括费用核对和费用审查。费用核对是指按月对定点医疗机构申报的医疗保险费用相关报表进行核对,保证上传数据的一致性。费用审查是对定点医疗机构上报的可疑消费进行审查,判定是否符合医保政策,并采取相应处理措施。另外,审核管理还提供个人消费记录查询和各种费用的分类汇总,以提供各类汇总报表。

(三)财务管理

财务管理包括缴费管理、欠费管理、定点医疗机构医疗费用管理、参保单位的账户管理、基金账户管理及参保个人账户管理等。缴费管理的内容包括参保单位缴费记账、审核、结算及费用划拨等。欠费管理是在财务结算日后给欠款单位发送欠款通知单,并按照规定收取滞纳金。定点医疗机构医疗费用管理包括医疗费用记账和财务结算等。

(四)账户管理

对基金账户、参保单位账户、参保个人账户等分总账、明细账进行管理。

(五)医疗卡管理

医疗卡的发放给参保人员的就医带来了极大的方便,医疗卡信息包括社保号、参保人员基本信息、图像、年度内就医信息、个人账户信息等。医疗卡的管理包括制卡、充值、日志管理、信息维护等。

(六)综合报表

综合报表管理主要是给管理者提供医保中心系统综合且全面的管理信息,为管理者决策时提供全面的管理信息。综合报表通常应包括参保单位年度变更汇总报表、参保人员年度增减汇总报表、各单位医疗费用汇总报表、医疗费用分类汇总报表、参保单位缴费及欠款报表、定点医疗机构年度费用支付汇总报表以及期内各账户资金使用结存表等。

(七)系统维护

系统维护主要包括对数据可靠性和安全性的保障,确保系统24小时不间断正常运行,并能提供良好的运转性能,保证医疗保险信息系统各项事务的正常运行。

(八)政策参数管理

随着医疗保险制度的不断完善和医疗保险信息系统的运行,一些政策参数需

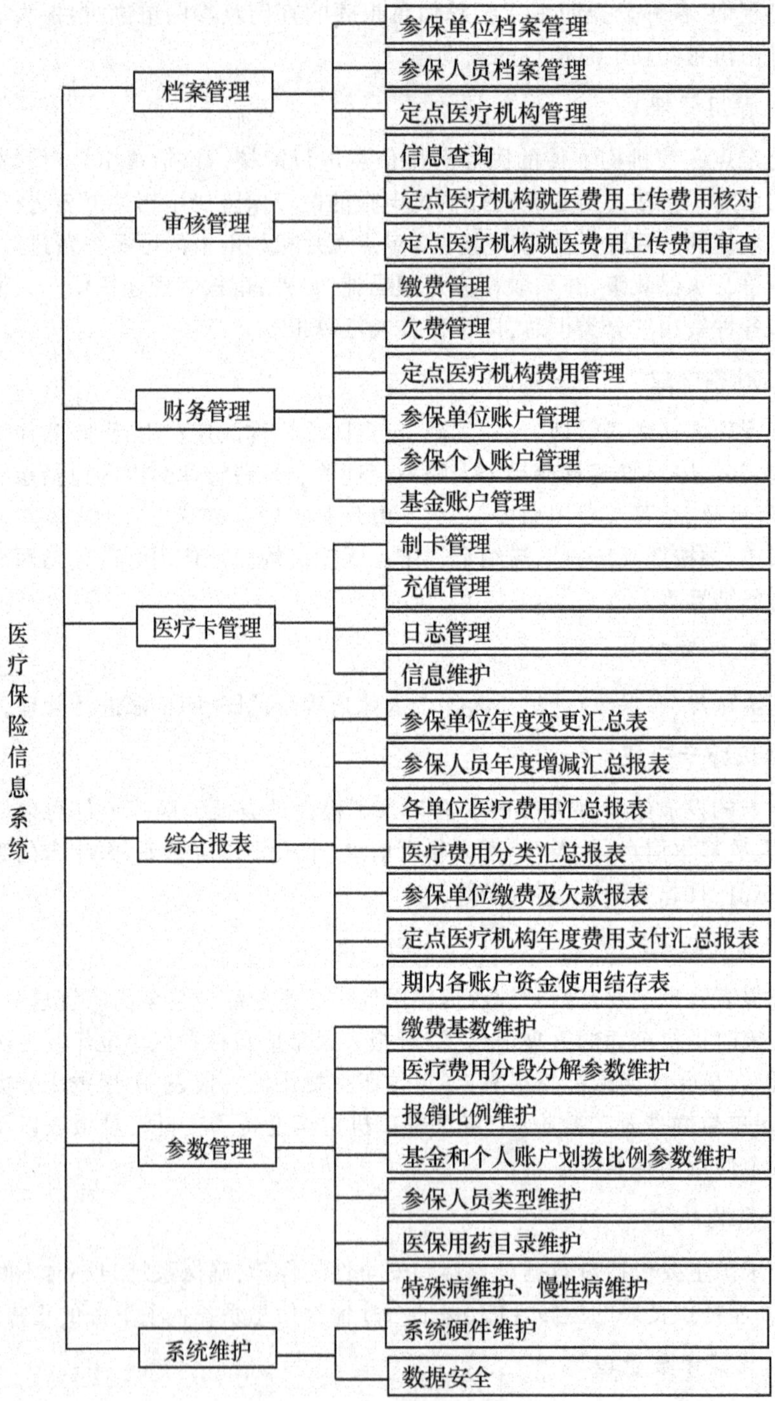

```
                                        ┌─ 参保单位档案管理
                                        ├─ 参保人员档案管理
                          ┌─ 档案管理 ──┤
                          │             ├─ 定点医疗机构管理
                          │             └─ 信息查询
                          │
                          │             ┌─ 定点医疗机构就医费用上传费用核对
                          ├─ 审核管理 ──┤
                          │             └─ 定点医疗机构就医费用上传费用审查
                          │
                          │             ┌─ 缴费管理
                          │             ├─ 欠费管理
                          │             ├─ 定点医疗机构费用管理
                          ├─ 财务管理 ──┤
                          │             ├─ 参保单位账户管理
                          │             ├─ 参保个人账户管理
                          │             └─ 基金账户管理
                          │
                          │             ┌─ 制卡管理
   医                     ├─ 医疗卡管理 ┤── 充值管理
   疗                     │             ├─ 日志管理
   保                     │             └─ 信息维护
   险                     │
   信 ─────────────────── ┤             ┌─ 参保单位年度变更汇总表
   息                     │             ├─ 参保人员年度增减汇总报表
   系                     │             ├─ 各单位医疗费用汇总报表
   统                     ├─ 综合报表 ──┤── 医疗费用分类汇总报表
                          │             ├─ 参保单位缴费及欠款报表
                          │             ├─ 定点医疗机构年度费用支付汇总报表
                          │             └─ 期内各账户资金使用结存表
                          │
                          │             ┌─ 缴费基数维护
                          │             ├─ 医疗费用分段分解参数维护
                          │             ├─ 报销比例维护
                          ├─ 参数管理 ──┤── 基金和个人账户划拨比例参数维护
                          │             ├─ 参保人员类型维护
                          │             ├─ 医保用药目录维护
                          │             └─ 特殊病维护、慢性病维护
                          │
                          │             ┌─ 系统硬件维护
                          └─ 系统维护 ──┤
                                        └─ 数据安全
```

图 11-1　医疗保险信息系统结构

要发生变化,以适应新形势的要求。政策参数维护包括缴费基数维护、医疗费用分段分解参数维护(住院起付线、统筹分段线、大病封顶线等)、报销比例维护、基金和个人账户划拨比例参数维护、参保人员类型维护、医保用药目录维护、医保收费项目维护、特殊病维护、慢性病维护等。医疗保险信息系统的结构如图11-1所示。

思考题

1. 我国医疗保险的福利性体现在哪几个方面?
2. 医疗保险的基本特征有哪些?
3. 阐述医疗保险信息系统的主要功能。
4. 医疗保险信息系统的设计原则是什么?

第十二章　医学知识管理

第一节　概述

一、知识管理

(一)定义

知识管理产生于知识爆炸性增长的知识经济时代,怎样管理这些知识成为知识经济时代管理学的重要课题。什么是知识管理?研究者从不同的角度出发有许多不同的理解,但也存在着一些共同的因素。知识管理应包括知识的创造、获取、存储、共享和利用等过程,是一个动态、持续的过程;知识管理应有利于知识创新与绩效改进;知识管理包括对掌握知识的人及智力资本的管理。

国内对知识管理比较公认的定义是:知识管理是对一个组织集体的知识与技能的获取,然后将这些知识与技能应用到能够帮助组织实现最大产出的任何地方的过程。知识管理的目标就是力图将最恰当的知识在最恰当的时间传递给最恰当的人,以便使他们能够做出最好的决策。

(二)知识管理的特点

知识管理是一种全新的管理思想,它不但继承了信息管理思想的精髓,又结合人本管理这一新的管理理念而予以创新,有效的知识管理需要人和技术的结合。知识管理具有以下几个基本特点。

1. 知识管理的目标是共享知识、运用知识和创新知识

知识管理是基于对"知识具有价值、知识能够创造价值"的认识而产生的,知识只有在充分共享的基础上,才能促使显性知识与隐性知识之间以及两者内部的转化与创新,从而形成一个良性发展的知识链。一个组织成功的关键因素,不只看有多少新思想,而更为重要的是如何实现这些新思想,这就是说,必须能够有效地运用知识。创新涉及两方面:一方面是在什么地方要创新,另外一方面是如何进行创新。如果很多的创新不能得到有效的执行,创新就是一种浪费。知识管理的核心

是创新,创新的最终目标就是要运用知识。拥有知识创造力的员工能够给组织带来巨大的、持续的竞争优势,并最终提高组织的价值创造能力。

2. 知识管理的关键是以人为本

知识管理依赖于知识和拥有知识的人。人是知识的有机载体,是知识活动中的主体。在组织中,拥有知识的是人,人是组织最活跃的因素,因此组织要有效地管理知识,需要高度重视拥有和培育大量新型知识人才。

3. 知识管理是信息管理的延伸和发展

信息管理侧重的是建立并维持一个畅通且高效的信息网络,从事信息的收集、挑选、整理与分析,重视显性知识而忽视隐性知识。而知识管理则是对包括信息在内的所有显性知识和隐性知识资源进行综合决策,并实施全面管理,致力于组织的创新活动。知识管理克服了信息管理的缺点,将管理的重点放在创新和集体的学习能力与创造能力上。因此,知识管理是信息管理的延伸和发展。

4. 知识管理是一种全新的管理思想

知识管理不仅仅是对知识的管理,也不仅仅是知识化的管理,而是兼而有之,是以知识为中心的管理。强调它的管理特性,就是要突出知识管理可以帮助组织实现知识显性化和知识共享,是一条提升运营效率的新途径。组织中的知识管理,在交流和互动过程中实现知识的共享、运用和创新,是利用知识提升组织效率与创造客观价值的过程。知识管理,是管理理论与实践中"以人为本"主线的进一步发展。

二、医学知识

医学知识是人类同疾病斗争的过程中所积累的经验和认识的总和。医学知识的分类没有固定的标准,我们从便于对医学知识进行管理的角度出发,可以按以下两种方式来划分。

(一)根据知识的性质划分

根据OECD在《以知识为基础的经济》一书中对知识的划分,归纳起来知识可分为4类。

1. 事实知识(know-what)

它是指"知道是什么"的知识,是关于历史事实、经验总结和统计数据等事实方面的知识。

2. 原理知识(know-why)

它是指"知道为什么"的知识,是关于自然科学原理和客观规律方面的知识。

3. 技能知识(know-how)

它是指"知道怎么做"的知识,是关于所具有的技术和操作能力,包括技术、技能、技巧和诀窍等方面的知识。

4. 人力知识(know-who)

它是指"知道是谁"的知识,是关于谁知道什么以及谁知道如何做什么的知识,它包含了某种特定的社会关系、社会分工以及知道者的特长与水平,是有关谁拥有所需知识的信息。

从医学知识的角度来看,事实知识主要是关于医学工作中的事实与现象的知识,如疾病的症状等;原理知识主要指医学科学理论和规律方面的知识,如疾病的发病原理;技能知识是关于医疗工作中技能和诀窍方面的知识,如外科手术的技巧和手法;人力知识则是关于人力资源及人际关系方面的知识,如接触和认识有关专家并有效地学习和利用他们的知识。

(二)根据知识的表现形式划分

1. 显性知识

又称为编码知识,是指可以用语言、文字、数字等方式表达的,容易用数据、科学公式、编码过程和普遍规则来传播和共享的知识。如以文件、手册、报告、程序、图片、声音、影像等方式所呈现的知识。显性知识易于通过计算机进行整理和存储,通过高新技术手段和方法来管理,它可以存储在书本、档案、计算机数据库、CD等介质上。典型的显性知识对应的是OECD分类中关于know-what和know-why的知识。显性知识可以通过读书、听讲和查阅数据库来获得,一般通过正式交流渠道进行转移和扩散。

2. 隐性知识

又称为未编码知识,是指高度个人化的,难以表达的,也不易传递给他人的知识。隐性知识是个体的心智感悟与判断,它以一种没有经过规范编码的方式存在于脑海或组织形态中,例如,管理者和员工的经验、技巧诀窍、主观的理解、直觉和想象都属于隐性知识。隐性知识往往是个人或组织经过长期积累而拥有的知识,存在于人的头脑中,通过个人的经验、印象、技术和习惯等方式呈现出来。隐性知识所对应的是OECD分类中关于know-how和know-who的知识。隐性知识的获得,主要靠实践,师傅带徒弟,就是学习隐性知识的典型事例。一般来说,技巧、诀窍、个人经验和技能是不能通过正式交流与传播渠道转移的,必须靠亲身体验、身教来扩散。

综合来看,隐性知识具有这样几个特性:①环境依赖性:隐性知识在产生过程中,依赖于个体的性格、经历、价值观、组织文化和环境,具有依赖性;②个体性:隐性知识是个体的心智感悟与判断,反映了个体的价值观和心智模式;③模糊性:隐性知识以一种非编码的形式存在于人的脑海或一定的组织形态之中,由于它非结构式的表达,它难于与人交流和共享。

对医疗机构来说,显性知识是指能够以文字、图像、声音等编码化的方式存储于书籍、光盘、数据库等载体上的有形知识,如医学书籍、杂志、病历、医学视频及数据库等承载的知识。隐性知识是依附于医务人员的大脑、诊疗程序或某种情境中的无形的非编码化知识,如医务人员的临床经验、诊疗能力及技巧。随着信息技术的发展,越来越多的经验类隐性知识也能被编码,使人们更容易获得此类知识,从而进一步推动了知识经济的发展。

不论从什么角度划分,不同种类的医学知识之间没有绝对的界限,彼此间有相互交叠的地方。OECD还将第一类事实知识和第二类原理知识归结为可编码的知识即显性知识,第三类技能知识和第四类人力知识归结为可意会的知识即隐性知识。根据专家的估计,人类全部知识的90%是这种隐性知识,而表现为文本、报告等外显形式的显性知识只占不到10%,只是知识宝藏的冰山一角。在医学知识中,隐性知识是主体,是智力资本,是给大树提供营养的树根,显性知识不过是果树的果实。在医疗机构的工作中,隐性知识比显性知识更能促进知识创新,创造更大价值,是决定医疗行为成功与否的关键。

三、医学知识管理

根据对知识管理的理解,医学知识管理是对医学知识的产生、收集、组织、传播、交流和应用等相关过程的系统管理,包括对显性医学知识和隐性医学知识的管理。其核心是要创造一种主观医学知识与客观医学知识相互转化的机制和平台,实现医学知识有序化,实现医学知识的交流与共享,提高医务人员和医疗机构整体的隐性医学知识水平和技能素质,提高医疗机构的医学知识应用水平,提高医疗机构的医疗技术水平和服务质量,最终使医疗机构在日趋激烈的医疗市场竞争中求得生存和发展。

具体到医院中,医学知识管理不是独立运行于医院业务之外,而是渗透到医院的每一个临床科室和医疗业务过程中。医院的医疗工作不是简单的医学知识输出,而是不断的医学知识输入和输出的过程,要求医务人员不断学习,发展学习型的医院。

第二节 医学知识管理的内容与意义

一、医学知识管理的产生与意义

(一)医学知识管理的产生

医学知识管理并不是一种单纯的信息技术解决方案,它的出现既是社会经济和技术发展的产物,同时又是医疗机构的内在需求。医学知识管理的产生主要基于以下三方面的原因。

1. 医疗市场竞争环境的改变

随着我国加入世界贸易组织所带来的医疗市场开放和医疗制度改革的深化,以及新的医疗保障制度的建立,我国医疗市场竞争日趋激烈。医疗市场竞争环境的改变主要体现在竞争平台的改变,竞争速度的改变,竞争能力的改变和竞争资源的改变。

竞争平台的改变是指随着数字化医院的建设和远程医学的开展,以网络为平台的电子商务运作模式正在以低成本、高效率和大范围的优势逐步侵蚀传统的医疗工作模式。竞争速度的改变是指随着医学生物技术的快速发展,新型高科技医疗设备的不断出现,诊疗技术的更新速度也在不断加快。竞争能力的改变是指医疗机构面对医疗市场和技术环境的快速变化,越来越重视培养自己的核心能力、信息能力和应对能力,这些能力主要体现在医疗机构综合利用各种新技术不断提高诊疗工作水平方面。竞争资源的改变意味着医疗机构把投资重点从物质资本逐步转向知识资本,而医疗机构拥有的核心知识和核心技术决定了医疗机构的核心竞争力。

2. 医学知识已经成为医疗机构的核心资产

对于以医学知识为生存基础的医疗机构来说,最重要的资产不是固定资产和金融资产,而是知识资产,因为知识资产是构成医疗机构核心竞争力的关键。知识资产也可称为智力资本,是使组织得以运行的无形资产的总称,是组织能在市场上获得竞争优势的知识资源之和,是可以转化为利润的知识。知识资产包括:使医疗机构获得竞争力的资产,如知名度、信誉、服务质量和品牌;体现智力劳动的资产,如配方、专利、专著、诊疗技巧和方法;体现医疗机构发展动力的资产,如管理、经营模式、文化氛围和信息系统;医疗机构拥有的信息资源,如各种显性记录性数据、文献、图像及视频等;再有就是隐性知识,如医务人员头脑中的能力、经验、方法及逻辑判断力等。知识资产集中体现在医学知识的应用水平,实质也是医学知识管理水平。医学知识已经成为医疗机构的核心资产,医学知识管理已成为医疗机构提高竞争力,提高医疗技术水平和服务质量的有力措施。而当前医疗机构知识资产管理中存在许多问题,主要表现在以下几个方面:

(1)忽视知识资本的价值。长期以来,医疗机构资本的运营局限于设备、设施、规模及资金的运筹,而对知识资本的运营没有给予足够的重视,很少主动对这部分资产进行开发和管理。导致这种现象出现的原因,一是受传统的医疗机构管理体制和人力资源政策的影响;二是思想观念上对知识资本的价值没有清楚的认识。

(2)大量知识资本以隐性方式存在,个人知识没有转化为集体的知识。医疗机构的知识大部分以隐性方式存储在医务人员的头脑中,如诊疗疾病的能力、经验和技能等。知识资本隐性化严重地制约着医疗机构的发展:一是核心技术被极少数人掌握,不利于医疗机构整体技术水平的提高;二是一旦掌握核心技术的人员外流,导致医疗机构知识资产外流,影响医疗机构自身的技术实力;三是医疗机构容易形成知识孤岛或诸侯割据的局面,导致协作困难。

(3)知识孤岛。以医院为例,作为知识和技术密集型的单位,医院每天都在生产和制造出大量的相关知识信息,这些信息可能保留在患者的病历中,也可能保存在医护及管理人员的头脑中,成为医院无形资产的重要组成部分。然而,国内绝大多数的医院,对这些最重要资产的管理,仍然停留在传统的管理阶段,相关的知识信息分散存放在病案室、图书馆和各个科室及部门,形成一个个的信息孤岛,难以得到全院乃至全社会的共享。知识难以共享直接导致医疗机构整体利益受损、效率低下、透明度差和资源浪费。

3. 医疗机构信息化建设的需要

以医学信息系统中最复杂的医院信息系统(HIS)为例,按照一般考虑,HIS系统的建设应从下往上建设,先打好基础,再发展上层建筑。

(1)第一层:硬件网络层。所有应用系统都需要有最底层的基础网络硬件设备的支持。

(2)第二层:业务层。业务系统处理窗口业务,保证系统满足医院基础的业务需要,同时负责采集基础数据,为上一层的知识层次的系统建设提供素材和基础。

(3)第三层:知识管理(knowledge management)层。实施知识管理,就是要把经验和信息变成生产力。经过知识管理层次的建设,医院就能在原来满足基本业务需求(如挂号、收费等)的基础上提高一个档次。

(4)第四层:决策支持层,是医院信息系统最高层次的应用。在管理中,它直接面向的是院长和管理决策核心,能帮助医院的高层领导对医院的宏观管理做出正确的决策;在临床中,它直接面向作为医院生产力主体的医师,能为医师的生产活动提供智能化的支持,极大地提高生产力。

医学知识管理是医疗机构信息化建设的更高层次。医疗机构的信息化包括管理、医疗、科研与教学等方面。医院信息系统(HIS)在长期运行中积累的数据只是医疗机构信息化管理的基础,必须将单纯的HIS数据库概念扩展到知识仓库概念,对HIS中大量的医疗统计信息进行深层次的挖掘,为医疗机构的管理和决策服务,为医疗机构临床和全体医务人员服务,这需要完整的知识管理理论和技术的支持。

　　(二)医学知识管理的意义

　　医学知识管理的意义主要体现在以下几个方面。

　　1. 提高医疗机构的创新能力

　　医疗机构是医学知识密集型组织,其知识密度在各行业中屈指可数,其开展业务靠的是医学知识。医学知识管理工作通过鼓励和培育新思想,可以最大限度地把医务人员聚集到献计献策和通力合作的活动中来,共同开发新的医疗产品和服务,培养和增强医疗机构的创新能力。

　　2. 提高医疗机构的反应能力

　　当前,随着我国加入世界贸易组织和医疗体制的深化改革,医疗市场的竞争越来越激烈。能否准确捕捉市场的变化并及时做出反应,将直接关系到医疗机构的生存和发展。医学知识管理工作可以把市场突发事件对医疗机构的影响减小到最低限度,并帮助医疗机构做出更好的决策。

　　3. 提高医疗机构的效率

　　效率取决于对个人和群体创造的知识进行搜集、综合并提供给其他人再利用的程度。在医疗机构的知识管理中,通过向个人提供知识管理的工具并把它们应用于新流程以及解决新问题,可以使医务人员获取和共享最好的经验以及可重复使用的知识资产,从而缩短诊疗时间并最大限度地减少重复劳动。

　　4. 提高医务人员的技能

　　医疗机构要保持竞争力,就必须提高现有医务人员和新雇用医务人员的技能素质和知识水平。医学知识管理全力支持和促进这种提高医务人员技能素质的学习并使之制度化,通过在职学习、远程教育和医疗机构知识网等方式学习新知识,可以大大提高医务人员的素质和技能。

　　5. 实现医疗机构知识资产的价值

　　知识管理是把知识作为一种资产进行管理的活动。对于医疗机构来说,知识资产是医疗机构最宝贵的资源,医疗机构必须切实运用资产管理的体系与方法来管理知识资源,盘活医疗机构知识资产存量,并实现知识资产的保值和增值,进而大大改善医疗机构的资产结构,提高医疗机构资产质量和医疗机构在资本市场的价值。

二、医学知识管理的内容与目标

(一)医学知识管理的内容

大致说来,知识管理包含了对企业、组织、信息、人这几方面进行管理的内容。相应地,医学知识管理也是内涵丰富,其所涉及的主要内容有以下几个方面。

1. 系统管理医疗机构内部的知识交流与共享

知识共享是指医务人员个体能够互相交流彼此的知识,使知识由个体扩散到科室及医疗机构整体层面,使医务人员有更多的解决问题的经验和方法,从而提高医疗机构的知识竞争效率。医院是知识密集型组织,隐性知识又是医院知识的主体。根据医院隐性知识所依附和表现的主体,可将其分为个人隐性知识、科室隐性知识和医院集体隐性知识三个层次。隐性知识首先为个体所拥有,通过医务人员个体之间的交流与合作,个体隐性知识被更多的个体模仿和获得,逐渐形成群体知识;随着医疗机构中群体交流的频繁,个体知识进一步扩散到医疗机构层面。在这一过程中,医院应采取有效的措施促进隐性知识的共享,这也是医学知识管理的重要内容。

2. 支持吸收消化来自医疗机构外部的知识

在知识经济背景下的医疗市场竞争中,知识是竞争力之源。仅仅依靠医疗机构内部的知识积累,能量是有限的,必须注重从医疗机构外部获取相应的知识,并进行消化吸收,将其转化为医疗机构的资源。

3. 创建医学知识创新、交流、共享、整合、内化与改进的管理机制

医学知识管理的目的是通过共享知识和运用知识,实现临床工作创新,提高诊疗工作水平,使医疗机构赢得持久的竞争力。而创新就是使知识资源转化为新产品、新技术与新的组织管理方式等。先人一步掌握新的知识,才可能给医疗机构带来新的竞争优势,甚至给医疗机构创造巨大的经济效益与社会效益。因此,创建适宜医学知识创新、交流、共享、整合、内化与改进的机制,必然是医疗机构知识管理不可或缺的内容。

4. 将知识资源融入临床服务及管理过程

知识经济时代,医疗机构真正的竞争力在于医疗技术服务水平,实际是医学知识的临床应用水平,也是医疗机构的管理水平。知识管理的一个重要内容就是要明确医疗机构在一段时间内所需的知识以及开发的方式和途径,保证医疗机构的知识生产和知识资源的积累与扩大,以及同医疗机构的服务、管理过程紧密结合。

5. 管理和运营医疗机构的知识资产

知识运营就是利用知识资产创造价值,包括利用知识产权创造价值,塑造和

经营品牌,利用商标、技术许可证和经销网络实现商业扩展。目前,有眼光的医疗机构管理层已经将竞争的重心从扩大医疗机构规模、购置医疗设备,转向运营医疗机构的知识资产,通过对这些资源的持续投资、组合、保护和更新,使其成为医疗机构利润的新增长点,并借此保持了机构的竞争优势。在运营知识产权的过程中,最有效的是专利,有效地利用和运营专利,可以建立知识产权市场优势,保护核心技术和商业模式,积极参与甚至引导市场和技术的转变。

(二)医学知识管理的目标

医学知识管理就是利用知识、信息和专家技能,推动组织内员工间的知识交流,改进组织的创新能力,提高组织绩效。医学知识管理的主旨在于实现以下六个目标。

1. 确保医疗机构知识积累

医疗机构面临的问题是大部分的知识信息存储在半结构和非结构化的文档以及医务人员的头脑中,难以实现知识充分共享。知识管理系统是将医务人员的知识和经验集成到知识库中,将隐性知识显性化,以供医疗机构中的成员共享和交流。

2. 确保医务人员直接而有效地得到其所需的知识

确保医务人员直接而有效地得到其所需的知识,至少需要确保医疗机构内部的人知道所需的知识在何处。使医务人员在日常工作中,快速检索到自己所需要的知识,减少在学习过程中由于查找而浪费的不必要时间,提高医务人员的工作效率。医学知识管理还可以挖掘出存在于人和系统中的信息内容和专家技能,对医疗决策和管理决策提供帮助。

激发并增强医务人员的创新意识与能力,增强医疗机构的竞争力,提高医疗机构的快速反应能力。在医疗技术和医疗服务快速变化的医疗环境中,创新往往是保持长久竞争优势的主要源泉。有效的医疗知识管理体系有助于发现和培育新的想法和思维,把医务人员聚集到真正的知识共享流程中,将人们头脑中的创造性思维充分利用,有助于产生新医疗技术和新服务的创新思维。

3. 激发医务人员的学习热情与能力

知识经济时代的医疗机构应该是学习型组织,医务人员对医学知识不断有新的需求,因此,需要不断学习。医疗机构需要激发员工的学习热情和能力,使其与获取知识和创新三者之间形成良性循环。

4. 实现知识在医疗机构内的扩散与共享

知识管理把知识共享作为核心目标。医疗知识只有通过互相交流才能得到发展,也只有通过使用才能从知识中派生出新知识。医疗知识交流越广,效果越好,只有使医疗知识被更多的人共享,才能使医疗机构获得更大的效益。

5. 评测知识进而评测医疗机构的管理活动

建立相应的知识管理评估指标体系,形成评估信息库,从宏观和微观上反映医院知识管理的工作成效,根据医疗机构实际情况不断改进,使医学知识管理工作更为全面、有效。

三、医学知识管理的作用与职能

知识经济的发展依赖于对知识的有效管理。医疗机构的发展也依赖于对医学知识的有效管理。医学知识管理带来了观念的转变,由许多可以让医学知识不断增值的知识活动所组成的"知识价值链",也被更多的人认同。

(一)医学知识管理的作用

1. 有序化医疗机构内部知识和信息

知识管理的一项重要工作在于有效地对医疗机构信息进行文档化、分类和传递,为员工提供知识共享的环境。同时,将个人知识提升为组织知识,减少员工休假与离职而造成的损失。提供相应的工具收集、整理与医务人员工作紧密相关的各种有价值的信息源,如病历、疑难病症讨论、临床指南和临床路径等信息,不仅将这些信息保存在印刷型资料中,也包括存储在知识库等应用软件中。以组织的知识库为基础,新员工能很快熟悉前人的工作环境,学习其他员工的经验。

2. 构建医疗机构的知识地图,提高医疗机构快速反应能力

要处理突发事件,最好的资源就是建立专家网络如知识地图,使人们能够快速得到所需要的帮助。医疗机构知识地图应该包括两方面的内容:一是医疗机构内部知识资源的目录,二是目录中各条目之间的关系,建立知识管理系统有助于组织做出快速响应,组织可以通过集中现有资源,快速而准确地做出决定,满足患者的需要,或迅速对市场情况的变化做出反应。

3. 促进知识交流,提高医务人员工作素质和创新能力,提高组织绩效

在知识经济中,创新往往是保持长久竞争优势的主要源泉。在医疗机构中,有一个很重要的问题就是如何使医务人员跨越工作年限或者部门的界限,交流思想,共同创造新的思维。在临床工作中,医院已形成了一套知识学习与传递的方法,如上级医师的带教制度、查房制度、会诊制度、病例讨论制度、年轻医师的轮转制度及各级医疗单位组织的学术活动等。医学知识管理提供环境帮助医务人员进行直接或间接交流,汇总、提升和积累医务人员在诊疗过程中获得的经验和方法,形成组织知识。促进医务人员学习组织知识,提高医务人员工作素质和创新能力。

(二)医学知识管理的职能

医学知识管理具有学习、中介、认知和创新四种基本职能。

1. 医学知识管理的学习职能

学习是整合及应用知识以适应需求变化的过程,也是指取得新信息,获得新技能,从而提高工作能力。学习实际是知识的转换过程,包括知识群化、知识外化、知识融合和知识内化。

2. 医学知识管理的中介职能

知识管理的中介职能强调明确与固定的知识传送,它将知识需求者和最佳知识源相匹配。通过中介,知识可以得到有效传播,减少信息使用的成本,提高知识的利用率。例如:某位医师需要研究某一课题,而中介能够提供其他机构在这一领域中有经验的研究人员,这样他们可以共同分享知识与经验。

3. 医学知识管理的认知职能

知识认知是在知识学习和知识中介的基础上对知识的运用,旨在在现有知识的基础上进行决策,是医学知识管理的最终目的。通过采用专家系统和人工智能技术,不仅可以改善医务人员的临床决策水平和诊疗技术或技能,提高医疗机构的工作效率,更可以使医务人员从中认识知识的价值。

4. 医学知识管理的创新职能

创新是知识管理最主要的职能。学习、中介与认知,每个过程都要有创新,创新是知识管理的灵魂。医学知识管理的目标是使医疗机构获得永久竞争力,而竞争力的取得要靠过硬的、有效的、独创的医疗技术,这就需要不断创新。医学知识创新包含创新意识与创新能力的培养。

医学知识管理的学习、中介、认知与创新职能不是独立的,而是相互联系交叉渗透的。学习是认知的基础,学习、中介和认知的结果可能导致创新,创新可能导致新的学习、中介和认知,中介又是实现认知和创新的重要途径。知识管理的职能总是围绕组织或个人赢得可持续发展的优势而展开的。

第三节　医学知识管理的实施与策略

一、医疗机构知识管理的实施程序

一般而言,知识管理的实施包括以下几个步骤。

1. 制定医疗机构知识管理的战略

组织为什么需要知识管理?医学知识管理应该达到什么样的总体目标?这一阶段的工作任务是根据医疗机构的总体战略和目标,制定相应的知识管理总体规划,形成知识管理战略规划书。

2. 确定医疗机构知识管理的重点领域

确定医疗机构的核心竞争力是什么?医疗机构中哪些环节成本最高或潜在收益最大?这一阶段的工作任务是调查医疗机构关键部门或流程,以及高成本区或高潜在收益区的知识需求,形成一份医疗机构内部优先实行知识管理的部门或流程名单。

3. 评估医疗机构的知识资源

医疗机构拥有哪些显性知识?医疗机构拥有哪些可以满足医务人员的知识需求但尚待转化的隐性知识?这些知识存储在什么地方或谁的头脑中?这一阶段的工作任务是雕琢医疗机构内部知识资源的现状、特性、优势和不足,以及医疗机构外部知识网络上知识资源的内容、特征和可用性,最终形成一份医疗机构的知识地图。

4. 制定医疗机构知识管理方案

怎样满足医疗机构的知识需求?需要克服哪些障碍?如何综合运用多种手段和工具可以最快、最有效地达到目标?这一阶段的工作任务是研究医疗机构推行知识管理可以运用的工具和措施,形成一份知识管理实施计划书。

5. 实施医疗机构知识管理方案

将知识管理方案运用于医疗机构的实际工作中,主要内容是以知识管理项目的形式实施知识管理方案,通过各种手段和措施鼓励医务人员学习和运用知识,在知识资源获取和知识运用之间建立良性循环关系,通过项目管理最大限度地达到知识管理的设计目标,其工作成果是一个个成功的知识管理项目。

6. 评价知识利用情况

这一阶段是对前期知识管理实施的检测,任务是对已完成的知识管理项目进行评估,了解知识管理是否对该项业务有了明显的和可衡量的效果,从而根据评估结果来调整医疗机构的知识管理计划。

根据上述知识管理的实施步骤,知识管理实施流程可以表述为:定义知识目标、鉴别知识、获取知识、开发知识、传播和共享知识、利用知识、保持知识以及进行知识评估。实施知识管理是一项复杂的工程,在知识管理环节或流程中,具体内容应该根据医疗机构具体情况做出相应的调整,通过知识管理过程不断反复和修正,形成医学知识管理的良性循环,达到医疗机构知识管理的目的。

二、知识管理实施存在的主要问题

1. 操之过急

知识管理是一种长效管理,不应该把知识管理看作是一种一次性的工作、一劳永逸的工作或是一项赢利的工作,知识管理应着眼于医疗机构未来的繁荣和发展。

2. 缺乏协作

知识管理远不是医疗机构某部门的单独活动,它需要医疗机构各部门的全力协作。

3. 由上而下进行项目,没有基层参与

如果单单由管理阶层来驱动知识管理项目是更容易失败的。医疗机构知识管理概念的改变要靠全体员工的合作努力才能达成,所以知识管理需要基层部门的驱动。

4. 认为知识管理的价值可以用利润来衡量

医学知识管理的主要目的是提升医疗机构的竞争力和实现医疗机构的可持续发展。因此,它的效益有些能够从利润反映出来,有些则是从无形资产中体现出来的,而知识资产的提升往往没有引起管理层的足够重视。

5. 过分依赖技术

医疗机构的知识管理涉及医院文化、管理机制、知识应用与创新、信息资源管理以及医院信息系统建设等各个方面,它并不是一项技术,不是仅靠买进一套计算机系统或软件就可以解决的问题。我们要清醒地认识到技术可以帮助高效地实现知识管理,但首要的是知识管理理念的形成。

6. 缺乏正确的激励制度

组织的奖励制度往往不能充分判别和衡量知识的贡献,而是与传统的财务指标相连,使员工的知识共享和创新的热情减少。

三、医疗机构知识管理的实施策略

知识管理型组织一般具有如下特征:①扁平化,精简中间管理层,使组织上下之间的信息传递更快,使每个员工都能充分发挥自己的个性和创造性;②柔性化,集体决策参与管理,上下左右进行良好的意见交流;③网络化,在网络中人们能方便地彼此交流、分享信息和资源。

制定医疗知识管理的实施策略,要针对我国医学知识管理存在的弊端,如忽视知识资本的价值。医疗机构现有的知识管理措施主要是针对显性知识,对隐性知识则缺乏必要的认识和适当的管理,存在知识孤岛等现象,同时还应注意避免知识管理中容易出现的问题。

(一)树立医学知识管理观念

知识管理对许多人来说还是一个崭新的理念,要在组织内执行知识管理首先要让组织的高层人员接受并认可这一理念,其次就是让每一位员工都能接受知识管理的理念,这是该领域内最大的问题。组织只有做到将人和文化相结合,营造一种鼓励员工分享智慧和知识的文化氛围,建立一个个人知识能够受到重视和得到奖励的环境,才能使员工逐渐接受知识管理的理念,愿意将他们的知识和经验拿出来共享。

在医疗机构中就要以知识共享为出发点,树立有利于医院知识增值的新型知识愿景,培育共享价值观和团队精神,帮助组织消除传统知识交流中个体为保证自己在医院中的地位而隐瞒知识,或者组织为保密而设置各种安全措施给知识共享造成的障碍,不断鼓励医务人员转变观念,让每一个医务人员明白知识共享对个人和组织都有好处,摒弃知识利己主义,形成有利于合作的文化氛围,促使个体和组织的知识转化为先进的医疗能力。

(二)建立适合知识管理的组织结构

在医疗机构内部实施知识管理,组织的结构体系、文化及设施都会对知识管理产生影响。医疗机构具有扁平化的结构组织,管理层次较少,在医院中一般只设科室主任一个中间管理层,由科室主任直接向院长汇报工作。要发挥组织结构扁平化的优势来实施知识管理,还要在医疗机构最高领导层面建立负责和指导医学知识管理活动的领导机构。例如:建立专门的知识管理委员会,由知识主管(chief knowledge officer,CKO)负责。同时还要设置知识管理的职能部门。目前,较大的医疗机构都设有管理信息资源的信息科,医学知识管理部门可在原有信息科的基础上,通过扩展信息科的职能达到知识管理的目标。知识管理业务人员是必需的,是知识管理结构中的重要节点,他们负责各自所在的临床或医技科室中的知识管理工作,包括医学知识的搜集、整理和上报等。可以从各科室的业务骨干中选择信息技术应用较好的人员,对他们进行知识管理理论和技术的培训,由他们负责各自所在科室的知识管理工作。

(三)共享隐性知识

将隐性知识编码。医院中的隐性知识作为一种没有用系统的、编码的语言明晰表现出来的知识,是医院各项活动中作为主体的人与客体长期互相作用的主观感受,是人对外部事物的判断、感知、对自身行为的认识以及对别人行为的模仿。这种判断、感知、认识和模仿源于实践和经验,因此包含有认知、情感、信仰、经验和技能五个要素。某些隐性医学知识可以通过挖掘、整理和总结等方式进行编码处理,这需要从人们头脑中取出信息,结构化并降低其复杂性,使其表现成物理目标或被描述在纸上。通过编码,隐性知识变成脱离情景和能够言说的程序,可以促进知识的流动和共享,有助于医务人员个体隐性知识和群体隐性知识转化为医疗机构整体层次的知识。

1. 鼓励个人间的交流

有专家指出,知识蕴藏于人脑中,知识的创造力在于人与人之间的互动过程。隐性知识经常是模糊和背景化的,获取它的完整意义需要知识共享双方积极地互相交流,不断实验与反馈。面对面的对话是共享情景化隐性知识十分有效的方法,它使隐性知识的拥有者和获取者进入一个互动框架,各取所需。因此,医疗机构通过有意识地营造开放式交流的机会和场所,鼓励医务人员之间正式或非正式的交流,通过丰富形象的语言甚至是形态表演把自己的隐性知识尽可能地表达出来。除了面对面交流,还可利用能打破时间和空间限制的电子网络,使知识拥有者和知识获取者可以随时随地就某一内容或解决方案进行探讨。而且,要鼓励医务人员与外部信息源之间建立起联系网络,通过他们之间的直接接触和个人间的互动,以获得重要的隐性知识。

2. 人员轮换

隐性知识经常同拥有者的心智模式结合在一起,共享隐性知识最有效的途径之一便是知识拥有者的流动。医疗机构内部广泛的人员轮换,可以带动隐性知识在医疗机构不同部门之间扩散和共享。通过有经验的医务人员在医疗机构的研究和临床教学等不同部门之间及不同科室之间的轮换,促使不同个体和群体的隐性知识在医疗机构不同部门扩散,最终形成医疗机构整体层次的隐性知识。

3. 跨科室团队

复杂的疾病需要多个科室的专业知识,来自医疗机构内部不同科室医务人员组成的跨专业团队是知识创造的有利途径,也是隐性医学知识共享的有效组织形式。可以组织多学科、多专业的临床和科研协作团体,通过个体开展某项新技术、攻克某项科研难关、解决危重病或疑难病的诊疗问题,使不同科室的医务人员在同一个团队里工作,隐性知识便可以得到共享。在跨科室团队完成任务解散后,不同科室人员还可以将其学会的互补隐性知识带回各自科室。

4. 激励外部专家贡献知识

专家型知识是专家在实践中不断遇到问题并解决问题而产生的实践经验,这类知识一般较难表达出来,而且存在于专家头脑中,但对组织而言又是十分重要的。隐性知识管理需要一套制度去激励专家贡献知识,同时也要推动员工获取知识和应用知识。医院除了应有一套应对内部员工隐性知识的激励机制外,还应有海纳百川的胸怀,积极吸收外部隐性知识。在同一行业范围内,一个医院所拥有的专家是有限的,他们所拥有的知识也是有限的,因此,在能力允许的范围内,医院应通过物质和精神等多方面的激励措施,大量引进国内乃至世界一流的专家、学者,鼓励他们直接与医院员工进行交流,以便传播他们的知识。

(四)建设学习型组织文化

在今天以知识为主导的知识经济和知识密集型的现代组织中,学习能力已经成为组织核心能力最为关键的组成部分,是组织取得竞争优势的最终源泉。组织管理者的任务是通过创建学习型组织和培养学习型人才,提高组织创新能力和核心竞争力。

1. 建立学习型组织

学习是医疗机构"生命的源泉"和"成功的关键",应采取各种措施逐步把医疗机构建成学习型组织。学习型组织将是能够设法使各类人员全身心投入并有能力不断学习的组织,真正出色的医疗机构其医务人员也应该是乐于学习并善于学习的人。学习型组织是一种通过培养弥漫于整个组织的学习气氛,充分发挥员工的创造性思维能力而建立起来的一种有机的、符合人性的、能持续发展的组织。这种组织通过健全的培训体系具有持续学习的能力,能够不断地获得高素质的人力资源。学习一方面是为了保证医疗机构的生存,使医疗机构具备不断改进的能力,提高组织的竞争力;另一方面更是为了实现个人与工作的真正融合,使医务人员在工作中体现个人价值。

2. 选择和培养学习型员工

乐于学习的人本身就会在不断地学习中积聚知识,不会有固守已有知识的心态,也乐于学习他人的长处。如果医疗机构员工都乐于学习与提高,在团队快速成长的气氛下,就不会有吝于分享隐性知识的心态。医院选择并培养学习型员工,逐步创建学习型医院文化,是建设学习型医院的必不可少的条件。

(五)制定知识管理的激励机制

一般来讲,医务人员为保证自己的利益会"垄断"自己所拥有的专门知识,而医疗机构则希望医务人员心甘情愿地将自己的知识发布,与大家共享,从而更大程度地实现知识的效益。为解决这一矛盾,必须设计有利于知识共享、创新的激励机制。医务人员所拥有的隐性知识涉及是否愿意贡献出来的问题,不能强行索取。医疗机构可以从物质和精神两个方面采取平衡高效的组合激励措施来调动员工的积极性,鼓励隐性知识的流动、转化、共享和创新等。

知识工作者更注重于精神激励。心理学家马斯洛提出的激励理论把人的需要分成基本生存需要、安全需要、社会归属需要、自我认可需要和自我实现需要五个层次,并认为只有低层次的需要满足后才可能去追求更高层次的需要。而医务人员作为知识工作者,已经解决了前三个层次的需要,更注重自我认可和自我实现。对医务人员的激励不能仅仅是物质,更重要的是精神的。当然这种精神激励,不只是那种给予赞扬或表扬等传统式的精神激励,而是一种新型的精神激励,即赋予知识工作者更大的权力和责任,使被管理者意识到自己也是管理者的一员。实行以人为本的管理,充分考虑人的愿望、需求和理想,使其更好地发挥自己的能动性和创造性,充分挖掘自己的潜能以实现自身的人生价值。

精神激励能满足员工的成就欲,对推动员工隐性知识交流与共享十分重要。医院应该向着"按知识贡献分配"的方向努力,加强对员工知识贡献度的考核,并建立知识贡献激励机制。如可以规定员工的考核、晋级和提升都要根据其近期内有多少条隐性知识被转化为医院的显性知识；可按"能位匹配"原则对员工赋予更大权力和责任，进行目标激励；当把技术诀窍收入知识库时，可以用荣誉激励员工知识共享。同时，辅之以激励性的报酬系统。医疗机构应改变传统的仅由工作绩效而予以激励的制度，设法量化成员对隐性知识分享的次数与知识量，用物质利益来驱动成员分享隐性知识，使医院成员经由分享知识所获得的回报高于独占隐性知识所获利益，则成员便能接受这种管理机制。具体可采用知识薪酬支付制、知识股权期权制等从近期和远期进行激励。

知识产权是激励的核心。知识产权不仅体现了物质的奖励，也体现了对知识创造者的尊重、认可，并促进他们的自我实现，所以知识产权是知识管理中激励的核心。获得别人的隐性知识不等于就能产生创造性的成果，知识创新更多地依赖于个人的创造性思维和实践。鼓励知识共享和知识产权并不矛盾。

(六)建设医学知识管理系统

目前，医院信息系统已经在医疗机构中得到了广泛的应用，但它的功能主要倾向于医院日常业务、行政管理，而忽视了知识管理方面的功能。我们说HIS系统的建设从下往上的规律，并不是绝对的。也就是说，并非要等到所有的底层系统全部建设好了，才能建设高层的系统。对医疗机构来说，建立医学知识管理系统，也绝不是在医院信息系统之外再建立一套系统，而是在医院信息系统之上的生长和扩充。根据医疗机构的业务需要，知识管理系统可以分为面向管理的知识管理系统和面向临床的知识管理系统。

知识管理技术是医院知识管理实践的硬件保证和物质基础，通过建立内部网络、知识库、专家系统、知识地图等相关知识管理系统，利用数据挖掘技术、群件技术实现信息资源和知识资源的智能共享，消除资源孤岛，不断从内外部识别和获取新的知识，创新组织管理框架。架构适合医院个体、组织之间知识交流的知识工作平台，提供方便和快捷的知识和信息获取方式，不但可以缩短自己寻找知识和信息的时间，还能方便地支持问题研讨、工作进程协调，大大提高工作效率和知识信息的利用率。

第四节　信息技术在医学知识管理中的应用

在医学知识管理中，信息技术是很重要的辅助工具。蓬勃发展的信息技术，为更方便、更有效地实现医学知识管理提供有力的支持。下面介绍几种应用在医学知识管理中的重要信息技术。

一、知识库

知识库是人工智能和数据库技术相结合的产物。知识库是存储知识的实体，是事实、规则和概念的集合，还包括推理、归纳、演绎等知识处理方法，逻辑查询语言，语义查询优化和人机交互界面。在医疗机构应用的是医学知识库。

医学知识库管理系统是对医学知识进行管理和控制，完成对医学知识库的各类操作，并向用户提供检索查询手段的软件系统。医学知识库管理系统的核心组成部分是知识库和推理机构。知识库是以一致的形式存储知识的机构，推理机构则是为了使用知识库内的知识执行推理的控制机制。推理机构利用知识，解释输入的数据或事实，推导出用户所需的结论，并根据要求说明得出结论的依据。

从20世纪70年代中期开始，医疗卫生科学领域就开发出了相当多的医学知识库。

1. 临床医学知识库

包括临床诊疗知识库、医疗专家知识库和病例库。临床诊疗知识库包括临床各学科的知识，可为临床医师学习提供方便。

2. 医疗专家知识库

主要提供医疗机构内外部的医学专家名录及其擅长的领域。

3. 病例知识库

病例知识库是将各专科经典治疗案例和容易误诊、误治的病例集中起来，供医务人员观摩学习之用。

4. 临床护理知识库

临床护理知识库包括各科护理的基础知识及护理优秀人才的成功做法，供护理人员学习提高。

5. 药学知识库

包括最新药品信息库、药品不良反应知识库和临床药学知识库。

6. 辅助学科知识库

主要指医技各科室知识库，可以帮助医技科室人员学习提高，并且使临床人员了解医技科室的发展，从而更好地将其运用于临床诊断和治疗。

7. 医学文献知识库

指收集与医疗机构发展相关的医务人员发表的论文及撰写的专著，进行分门别类的整理和归档，供相关人员学习使用。

二、人工智能与专家系统

人工智能是研究人类智能活动的规律，构造具有一定智能的人工系统，研究如何让计算机去完成以往需要人的智力才能胜任的工作,也就是研究如何应用计算机的软硬件来模拟人类某些智能行为的基本理论、方法和技术。

专家系统是一个智能计算机程序系统,其内部含有大量的某个领域专家水平的知识与经验,能够利用人类专家的知识和解决问题的方法来处理该领域的问题。也就是说,专家系统是一个具有大量的专门知识与经验的程序系统,它应用人工智能技术和计算机技术,根据某领域一个或多个专家提供的知识和经验,进行推理和判断,模拟人类专家的决策过程,以便解决那些需要人类专家处理的复杂问题。简而言之,专家系统是一种模拟人类专家解决各领域问题的计算机程序系统。

一个专家系统应该具备以下三个要素:具备某个应用领域的专家级知识;能模拟专家的思维;能达到专家级的解题水平。

专家系统特点如下:

(1)启发性专家系统能运用专家的知识与经验进行推理、判断和决策;

(2)透明性专家系统能够解释本身的推理过程和回答用户提出的问题,以便让用户能够了解推理过程,提高对专家系统的信赖感;

(3)灵活性专家系统能不断地扩展知识,修改原有知识,不断更新。

医学专家系统可以将著名的医学专家或医师的知识和经验存储到知识库中,并建立从病情表述和检测指标到诊断结论以及治疗方案的推理机制。这样,根据患者的病情和各种检测数据,就可以诊断出所患的疾病以及做出治疗方案。对于缺医少药的地区或者不具备某种医疗能力的医院,医学专家系统可以为患者提供当地医院无法提供的医疗服务。

通过构建医学专家系统,归纳显性医学知识,将隐性医学知识编码,对医学知识进行集中管理,可以得到有价值的诊断和治疗方法。

三、群件技术

群体工作(work group)中,各工作者因为时间及所处地点的不一致,造成交流及协调的不便。群件(groupware)就是针对群体工作而发展出来的技术产品,目的在于促进群体的交流合作及资源分享,充分提高群体的工作效率和质量。可以认为,群件是一个网络软件概念,它定义了由一组(群)人使用的应用程序。它是基于这样一个设想:因为网络连接用户,这些用户应当通过网络互相操作,作为一个整体而提高组的生产率。

可以这样定义群件:群件是以交流、协调、合作及信息共享为目标,支持群体工作需要的应用软件。广义上,电子邮件,电子布告栏,电视会议,在普通网络用户中很普及的腾讯公司QQ软件的群功能都可以视为群件。狭义的群件指综合性的群件开发平台,这类产品提供多项功能,包括工作流管理、信息传递和集成的数据库功能,拥有集成的用户开发环境,具备高度安全性,这代表了群件发展的方向。

信息技术的发展,给医学知识管理提供了更好的平台,在这个平台上要实现信息处理能力和人的创造力无缝的结合,才能真正实现医学知识管理的目标。

思考题

1. 什么是知识管理?知识管理的特点是什么?

2. 医学知识管理的意义体现在哪几个方面?

3. 医学知识管理的目标是什么?

4. 医学知识管理的作用是什么?

5. 医疗机构知识管理的实施程序包含哪几个步骤?

6. 应用于医学知识管理中的信息技术有哪些?

参考文献

[1]王伟.医学信息学[M].北京:高等教育出版社,2006.

[2]梁正.临床医学信息学教程[M].东营:中国石油大学出版社,2009.

[3]刘加林,石应康.简明医学信息学[M].成都:四川大学出版社,2008.

[4]丁宝芬.医学信息学[M].南京:东南大学出版社,2009.

[5]金新政,陈敏.医院信息系统[M].北京:科学出版社,2004.

[6]梁玲芳.医学信息学[M].北京:中国档案出版社,2006.

[7]罗海琼,张晓.计算机基础与医学信息系统应用[M].北京:人民卫生出版社,2009.

[8]李科,颜红梅.医学信息学[M].成都:电子科技大学出版社,2005.

[9]乔凤海.医学信息学[M].北京:科学出版社,2000.

[10]董建成.医学信息学概论[M].北京:人民卫生出版社,2009.

[11]常兴哲.医学信息学[M].郑州:郑州大学出版社,2005.

[12]高岚.医学信息学[M].北京:科学出版社,2007.

[13]崔雷,尚彤,景霞.简明医学信息学教程[M].北京:北京大学医学出版社,2005.

[14]任懋榆,王建民.临床医学信息学[M].北京:军事医学科学出版社,2002.

[15]雷国华,胡西厚.医学计算机技术与应用[M].北京:人民卫生出版社,2009.

[16]杜栋.信息管理学教程[M].北京:清华大学出版社,2006.

[17]王世伟,周怡.医学信息系统教程[M].北京:中国铁道出版社,2009.

[18]傅征,任连仲.医院信息系统建设与应用[M].北京:人民军医出版社,2003.

[19]徐一新.医学信息检索[M].北京:高等教育出版社,2004.

[20]王宇.卫生信息管理[M].北京:中国中医药出版社,2009.

[21]金新政,丁定芬,赵小龙,等.卫生信息管理系统[M].北京:人民卫生出版社,2009.

[22]罗爱静,方庆伟,任淑敏.卫生信息管理概论[M].北京:人民卫生出版社,2009.

[23]李学京.标准化综论[M].北京:中国标准出版社,2008.

[24]黄晓鹏.医学信息学教程[M].北京:中国科学技术出版社,2005.

[25]杨文秀,刘爱民.社区居民健康档案(试行)[M].北京:北京大学医学出版社,2008.

[26]李包罗.医院管理学(信息管理分册)[M].北京:人民卫生出版社,2003.

[27]曹荣桂.医院管理学(医学影像管理分册)[M].北京:人民卫生出版社,2003.

[28]傅征等.远程医学[M].北京:人民军医出版社,2005.

[29]赵军绩.社区卫生服务管理[M].北京:人民军医出版社,2007.

[30]Van Bemmel J H, Musen M A. 医学信息学 (Medical informatics)[M].包含飞,郑学侃,译.上海:上海科学技术出版社,2002.

[31]Tan J. Medical informatics:concepts, methodologies, tools and application [M]. New York:IGI Global,2009.

[32]Van Bemmel J H,Musen M A. Handbook of medical informatics [M]. Netherlands:Bohn Stafleu Van Loghum,1998.

[33]Institute of Medicine. Crossing the quality chasm:a new health system for the twenty-first century[M]. Washington: National Academy Press,2001.

[34]Hersh W R. Information retrieval—a health and biomedical perspective[M]. 2nd ed. New York:Springer-Verlag,2003.

[35]Chen H,Fuller S S, Friedman C, et al. Medical informatics–knowledge management and data mining in biomedicine[M]. New York: Springer,2005.

[36]董建成.医学信息学的现状与未来[J].中华医院管理杂志,2004(4):232-234.

[37]吉训明,张建.医院信息系统的发展方向——2008年美国医院信息技术大会情况介绍[J].医院院长论坛,2008(4):53-56.

[38]彭柳芬,冯博华,孔令人,等.基于XML的电子病历结构化的应用研究[J].中国卫生统计,2008(2):196-198.

[39]俞梦孙.关于我国医学信息技术的发展[J].中国生物医学工程学报,2008(2):161-163.

[40]董建华.走向互操作的中国医疗信息网络——议如何借鉴美国经验加快发展过程[J].中国数字医学,2007(7):10-19.

[41]代涛,钱庆,王小万,等.医疗卫生领域知识服务与知识管理的理论和实践[J].医学信息学,2008(4):1-10.

[42]王艳红,李继平.护理信息系统在护理管理中的应用现状及发展趋势[J].护理研究,2005(2):189-190.

[43]丁宝芬.社区保健信息学及其管理系统的探索与实践[J].中国卫生事业管理,2001(1):44-45.

[44]梁爱林.从术语学的角度看知识管理体系的建设[J].科技术语研究,2005(4):4-9.

[45]诸葛小玲. ISO15189对实验室信息系统的基本要求[J].医学信息,2007(5):729-731.

[46]申子瑜.我国临床实验室质量管理的基本要求[J].中华检验医学杂志,2003(11):700-701.

[47]Fitzmaurice J M,Adams K,Eisenberg J M. Three decades of research on computer applications in health care:medical informatics support at the agency for health care research and quality[J]. Journal of American Medical Informatics Association,2002(2):144-160.

[48]Stephen C P. Data acquisition in emergency medicine: electronic communication using free text[J]. Pediatric Emegency Care,2002(1):15-18.

[49]Loren G Y, Abu N G A Khan. Challenges of electronic medical record implementation in the emergency department pediatric emergency care[J].2006(3):184-194.

[50]Barrows R C, Clayton P D. Privacy,confidentiality,and electronic medical records[J]. J. Am. Med. Inform. Assoc.,1996(2):139-148.

[51]Porcheret M, Hughes R, Evans D, et al. Data quality of general practice electronic health records:the impact of a program of assessments,feedback and training[J]. J. Am. Med. Inform. Assoc., 2004(1):78-86.

[52]Padilla G V, Grant M M. Qualily assurance program for nursing [J]. Journal of Advanced Nursing,1982(7):135-145.

[53]Canadian Nurses Association. What is nursing informatics and why is it so important?[J]. Nursing Now-Issues and Trends in Canadian Nursing,2001(11):1-4.

[54]McDonald C J. The barriers to electronic medical record systems and how to overcome them[J]. J. Am. Med. Inform. Assoc., 1997(3):213-221.

[55]Levy B. Creating the future of public health: values,vision,and leadership [J]. Am. J. Public. Health,1998(2):188-192.

[56]Maas M, Johnson M, Moorhead S. Classifying nursing-sensitive patient outcomes[J]. Image Journal of Nursing Scholarship,1996(4):295-301.

[57]Barrera C, Machanga M, Connolly P M, et al. Nursing care make a difference: application of the omaba system[J]. Outcome Management,2004(4):181-185.

[58]Drucker P F. The discipline of innovation[J]. Harvard Business Rev. 2000 (2):95–102.

[59]Koch T. A review of nursing quality assurance[J]. Journal of Advanced Nursing, 1992(17):785–794.

[60]Glenn W. Future challenges in pediatric cardiology: the increasing role of medical informatics[J]. Current Opinion in Cardiology, 2000(4):209–210.

[61]Stern D. New knowledge management systems: the implications for data discovery, collection development, and the changing role of the librarian[J]. J. Am. Soc. Inf. Sci. Technol., 2003(12):1138–1140.

[62]Board of Directors of the American Medical Informatics Association. Standards for medical identifiers, codes and messages needed to create an efficient computer-stored medical record [J]. Journal of the American Medical Informatics Association, 1994(1):1–7.